AF329567

TRAITÉ

D'OSTÉOLOGIE

TOME IV.

TRAITÉ D'OSTEOLOGIE,

Par M. BERTIN,

Docteur-Régent de la Faculté de Médecine en l'Université de Paris, de l'Académie Royale des Sciences, ci-devant premier Médecin du Prince des Valaquies & de Moldavie, ancien Professeur de Chirurgie, & premier Médecin d'une des Armées du Roi.

SUIVI

De trois Mémoires de M. HÉRISSANT, D. M. P. sur différens points d'Ostéologie.

TOME QUATRIÈME.

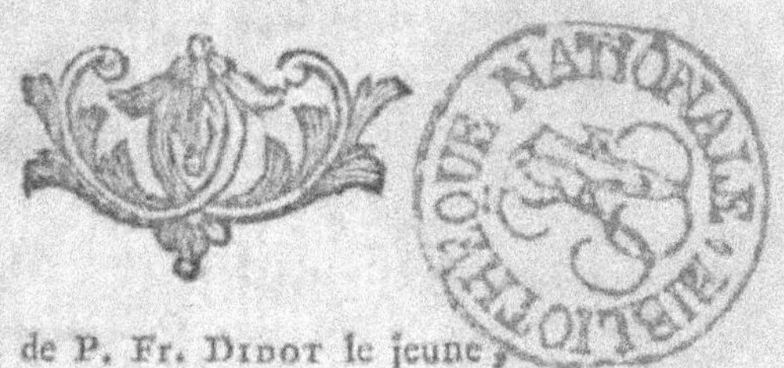

Du Fonds de P. Fr. DIDOT le jeune.

A PARIS,

Chez MÉQUIGNON l'aîné, Libraire, rue des Cordeliers, près des Ecoles de Chirurgie.

———

M. DCC. LXXXIII.

AVEC APPROBATION, ET PRIVILEGE DU ROI.

DE L'OSTÉOLOGIE

EN PARTICULIER,

TROISIÈME PARTIE

CHAPITRE PREMIER.

Des Extrémités Inférieures.

POUR qu'il ne restât rien à desirer dans l'accomplissement du chef - d'œuvre de la Nature, il étoit nécessaire que cette machine eût un mouvement admirable par lequel elle pût, de son plein gré, & suivant ses besoins, se porter elle-même d'un lieu dans un autre. Dans cette vue, dont nous sentons tout le prix, deux instrumens ont été attachés à l'extrémité inférieure du tronc de notre corps; on les a appelés les extrémités inférieures. Ce

Partie IV.   A

font deux machines qui fe reffemblent exactement; l'une foutient la moitié droite du tronc; l'autre foutient la moitié gauche.

Elles font placées comme deux piliers mobiles, entre la terre & notre corps. C'eft fur eux qu'il eft appuyé. Il y a entre eux une admirable fympathie; tous deux également néceffaires & utiles, ils fe prêtent des fecours mutuels; leur union & leur intelligence font admirables; ils font fi accoutumés à fe fecourir dans l'ouvrage pénible de porter notre corps, qu'ils le partagent, fans que nous nous en appercevions, par des mouvemens fucceffifs, & dans des directions infiniment variées. Par eux nous portons notre corps en avant, en arrière, fur les côtés, & dans toutes les directions infiniment variées. Par eux nous portons notre corps en avant, en arrière, fur les côtés, & dans toutes les directions moyennes entre ces quatre; nous reculons, nous avançons, nous fautons, nous danfons, nous nous approchons de la terre, nous nous relevons, nous frappons, nous pouffons, nous nageons; & toutes ces actions fe font avec facilité, avec conftance, & avec plaifir.

C'eft à eux que nous devons l'avantage de parcourir les vaftes contrées des terres qu'éclaire le foleil; c'eft à eux que nous devons la fatisfaction de promener nos regards sur la multitude infinie d'objets, que la main du Créateur a répandus sur la surface de la terre, & dans le sein des mers; c'est à eux que nous devons le plaisir de reconnoître, dans chaque point de la matière sur laquelle nous marchons, les traces & le caractère inestimable de la sagesse qui a créé l'univers.

Chaque extrémité inférieure est composée de trente os. Supérieurement elle s'articule par une tête arrondie avec la cavité cotyloïde du bassin. Inférieurement elle se termine par une base applatie, qui présente une surface considérable à la terre sur laquelle nous marchons. Elle est composée de trois parties ou leviers différens, dont le premier est l'os de la cuisse, le second est formé par les deux os de la jambe, * le troisième levier, ou la troisième partie de l'extrémité inférieure, est le pied.

Celle-ci se subdivise en trois parties, dont l'une est postérieure, & est à-peu-près dans la direction des os de la jambe; la seconde est moyenne, la troisième & dernière est antérieure; la postérieure est appellée le tarse; la moyenne s'appelle

----

* *Je ne fais point ici mention de la rotule, parce que je n'envisage chaque partie de la jambe, que dans l'idée des leviers.*

métatarse, les doigts ou orteils forment
la troisième.

La première partie de l'extrémité inférieure est formée par un seul os ; elle est
aussi la plus grande des trois ; c'est l'os de
la cuisse ou le fémur. La seconde est formée de trois os, dont deux sont placés
l'un à côté de l'autre, & sont d'une longueur presque égale ; l'un de ces os & le
plus grand est appellé tybia ; l'autre est
appellé le péroné ; le troisième os de la
jambe est connu sous le nom de rotule.
Le pied, considéré dans sa totalité, est
formé de vingt-six petits os, unis en général les uns avec les autres d'une façon
très-serrée ; il en faut excepter quelques-
uns, tels que ceux des orteils, dont le
mouvement est très-sensible.

La première partie du pied, ou le tarse,
est l'assemblage de sept os, dont l'un s'appelle astragal ; le second est nommé calcaneum ; le troisième os naviculaire ; le
quatrième, le cinquième & le sixième
sont appellés os cunéiformes ; le septième
& le dernier est nommé os cuboïde. Des
trois os cunéiformes, l'un, à raison de
sa grandeur, est appellé le grand os cunéiforme ; l'autre, l'os cunéiforme moyen ;
le troisième est nommé le petit os cunéiforme. On n'a point eu égard dans cette
dénomination à leur situation, mais simplement à leur grandeur.

La seconde partie du pied, ou le métatarse, est l'assemblage de cinq os, placés à peu près parallèlement les uns à côté des autres, comme les doigts d'une fourchette ou les branches d'une claie. Chaque os du métatarse n'a point de nom particulier; on ne les distingue les uns des autres, que par les termes numériques de premier, second, troisième, quatrième, cinquième ou dernier os du métatarse.

La troisième partie du pied est formée de quatorze os, partagés sur cinq rangs; chaque rangée est composée de trois os, placés les uns au bout des autres, & forme l'un des doigts ou orteils du pied. Entre les doigts, il y en a un qui, par son étendue, mérite & porte le nom de gros orteil. Le cinquième est appellé, par une raison contraire, le petit orteil. Le troisième est nommé l'orteil du milieu. On se contente ordinairement de ne distinguer les orteils que par les termes numériques de premier, second, troisième, quatrième, cinquième ou dernier orteil. Ce gros orteil, que l'on appelle aussi le pouce, n'est composé que de deux os. Toutes les différentes pièces osseuses qui entrent dans la composition du pouce & des doigts, sont appellées phalanges. L'on apperçoit, aux extrémités de ces phalanges, une structure à peu près la même que celle que

nous avons remarquée aux extrémités
des phalanges des doigts. Du reste elles
diffèrent beaucoup des phalanges des
doigts , pour la grosseur & l'étendue.

La première partie de l'extrémité inférieure, ou le fémur, est articulée supérieurement avec l'os innominé par une
énartrose, & inférieurement avec le tybia
par un ginglyme applati. La seconde partie,
ou la jambe, est articulée inférieurement
par une ginglyme régulier avec le pied. La
première partie du pied, ou le tarse, est
articulée avec les os du métatarse. La seconde partie du pied, ou le métatarse,
est articulée avec les orteils. Toutes ces
vérités paroîtront plus clairement dans
l'exposition particulière de chaque partie
de l'extrémité inférieure. Je parlerai
d'abord de la cuisse, ensuite des os de la
jambe, de ceux du tarse, de ceux du
métatarse ; & je finirai par les phalanges
des orteils.

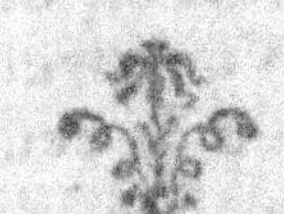

CHAPITRE II.

De la première partie de l'Extrémité inférieure, ou de l'Os de la Cuisse.

L'os de la cuisse est le plus long & le plus fort des os du corps humain. Il mérite plus qu'aucun autre, d'être examiné avec un détail exact : nous le diviserons, ainsi que nous avons fait en décrivant tous les longs os, en corps & en extrémités.

Le corps, ou la partie moyenne, est presque cylindrique, longue, & convexe antérieurement dans toute sa longueur ; elle est postérieurement un peu concave, ou pliée en arc de haut en bas. Ce presque cylindre est un peu applati sur les côtés & en arrière. Nous y distinguerons trois faces ; une antérieure, & deux postérieures. La face antérieure est lisse & polie, arrondie & presque toute recouverte dans le frais du muscle crural. Les deux faces postérieures sont un peu applaties ; l'une est externe, l'autre est interne. Elles vont par une chûte oblique, se rencontrer mutuellement dans une ligne, qui s'étend presque depuis le haut jusqu'en bas ; c'est la ligne âpre. Cette ligne, ou éminence longitudinale, est toute raboteuse, plus ou moins élevée, suivant l'âge & la constitution des sujets.

On distingue deux lèvres ou deux bords dans la ligne âpre; l'une est interne, l'autre est externe : & cela afin de déterminer avec plus de précision l'attache des muscles qui s'insèrent à la ligne âpre. Deux muscles recouvrent les deux faces obliques ou postérieures du fémur. Le vaste interne recouvre la face postérieure & interne. Le vaste externe recouvre la face oblique, postérieure & externe. Ces deux mêmes muscles prennent leur origine de la ligne âpre; l'un du bord interne de cette ligne; l'autre du bord externe. La ligne âpre se divise supérieurement comme en deux branches; l'une monte de derrière en dedans; l'autre de derrière en dehors. La première se termine à une éminence que nous appellerons petit trocanter; l'autre à une éminence nommée grand trocanter. La ligne âpre se divise en bas comme en haut en deux branches qui, en descendant, s'écartent l'une de l'autre de plus en plus. Celles-ci sont moins saillantes que les supérieures, & s'évanouissent totalement en s'approchant de deux éminences appelées condyles du fémur. J'appelle les divisions supérieures de la ligne âpre,

branches supérieures ; & les inférieures ,
branches inférieures de la ligne âpre. De
ces quatre branches, deux sont internes ,
deux sont externes.

Vers le milieu de la ligne âpre, se trouve
un trou, qui est l'ouverture d'un canal
oblique, qui monte obliquement à travers
les couches de la substance osseuse, &
pénètre jusques dans le canal de la moëlle.
Par ce canal oblique , passe un rameau de
l'artère crurale , & ce rameau se distribue
ensuite dans la moëlle & dans ses membranes. Tous les anatomistes avancent qu'il
se distribue aussi dans le périoste interne ;
mais comme , quelques tentatives que
j'aie faites , je n'ai point encore pu appercevoir de périoste dans l'intérieur de l'os,
je n'ai garde d'avancer avec eux, que cette
branche artérielle aille s'y distribuer. Ce
seroit peut-être ici le lieu de parler de ce
grand canal cylindrique , qui règne le
long du fémur , & qui est rempli du cylindre de la moëlle ; mais comme dans les
prolégomènes de cet ouvrage , je me suis
amplement étendu sur les cavités qui se
trouvent dans l'intérieur des os longs , &
que j'ai pris le canal du fémur pour mo-
dèle , je me dispenserai d'en parler ici,
afin d'éviter les répétitions ; je me contenterai seulement d'engager ceux qui liront cet ouvrage , de vouloir bien en con-

fulter les prolégomènes, afin que par une lecture réiterée de ce qui y eft dit fur la ftructure des os en général, & de celui-ci en particulier, ils en acquièrent une plus exacte connoiffance.

Je n'ai pas cru devoir propofer au Public un autre os que le fémur, pour développer avec exactitude la ftructure des os longs. Dans le fémur, les couches, les fubftances, les cavités, font plus fenfiblement diftinguées que dans aucun des os longs. Je n'ignore pas qu'il fe préfente, dans chacun des os longs, quelques différences dont il feroit bon d'avoir une idée exacte. Si quelqu'un veut fe donner la peine de fuivre ces différences, je ne doute nullement qu'il n'obferve bien des chofes dignes de fon attention.

L'extrémité fupérieure du fémur eft formée de quatre éminences, deux defquelles font placées dans le plan du corps de l'os ; les deux autres, qui font les plus confidérables, font placées hors du plan du corps de l'os. Des deux éminences placées dans le plan du corps de l'os, l'une en fait l'extrémité fupérieure : c'eft le grand trocanter, qui eft au haut & au côté externe du fémur ; l'autre eft beaucoup plus bas, & eft placée fur la partie ou fur le côté interne du fémur : elle eft appelée le petit trocanter. Des deux autres

éminences, l'une est appelée latête du fémur ; l'autre est nommée le col du fémur.

La tête est une éminence presque sphé-
rique, terminée par une surface très-polie.
La direction de cette sphère est oblique,
relativement à l'axe du fémur : de sorte
que l'axe de la sphère avec celui du corps
de l'os fait à peu près un angle de qua-
rante-cinq degrés. Un peu au dessous de
son axe, cette sphère présente une petite
cavité, dans laquelle est attaché un ligament applati, qui par son autre extrémité
s'attache au fond de la cavité cotyloïde.
Ce ligament, tout applati qu'il est, s'appelle ligament rond du fémur. La tête du
fémur est logée dans la cavité cotyloïde
de l'os innominé ; elle s'y remue presque
en tout sens. L'on sait que cette cavité
est très-profonde ; & il étoit nécessaire
qu'elle le fût ; la tête du fémur étant très-
grosse, & portant tout le poids du corps,
une cavité profonde est le seul moyen,
le plus simple que l'on puisse imaginer,
pour prévenir les luxations funestes qui
seroient arrivées au moindre mouvement
de notre corps. S'il étoit nécessaire que la
tête du fémur fût reçue dans une cavité
profonde, il ne l'étoit pas moins qu'elle
fût soutenue sur une base stable & solide.
C'est dans cette vue, autant qu'il est permis de donner des raisons finales, que la

Nature fait sortir du corps de l'os même une éminence énorme en grosseur & en force, qui est appelée le col du fémur, & qu'elle fait de cette apophyse la base & le soutien de la tête du fémur.

Le col du fémur est une éminence applatie de devant en arrière, oblique, terminée par deux faces, deux bords, & deux extrémités. Des deux extrémités, l'une est supérieure & interne, l'autre inférieure & externe. La supérieure est soudée avec la tête du fémur; l'inférieure & externe est un peu plus large, & est la continuation du cylindre osseux du fémur. Des deux bords, l'un est supérieur, & l'autre inférieur; ce dernier est le plus long. Des deux faces, l'une est antérieure, & l'autre postérieure. La face antérieure est convexe; la postérieure est un peu concave, & percée de plusieurs trous, qui transmettent plusieurs vaisseaux dans la substance de l'os. La position du col du fémur, par rapport à l'axe du corps de l'os, est dans la même obliquité que celle de la tête à laquelle il sert d'appui.

Des deux apophyses que nous avons dit être dans le plan de l'os, la première, qui est le grand trocanter, est très-grande; elle est inégale dans toute sa surface; elle est convexe en dehors & en dessus; elle est concave ou courbée en dedans, &

forme une cavité confidérable appelée la
cavité du grand trocanter ; elle eft comme
environnée de trois bords , un antérieur ,
un fupérieur , & un poftérieur. Le bord
antérieur eft inégal ; le fupérieur l'eft auffi,
& un peu incliné en dedans. On y remarque deux empreintes mufculaires , auxquelles s'attachent le moyen & le petit
feffier. Le bord poftérieur eft auffi inégal ;
il eft le plus long ; il donne infertion au
mufcle carré de la cuiffe. Au bas de la face
externe du grand trocanter , s'attache le
plus charnu des mufcles du corps humain;
c'eft le grand feffier.

La feconde des éminences , que nous
avons dit être placée dans le plan de l'os,
eft le petit trocanter. J'ai dit dans le plan
de l'os, quoiqu'elle n'y foit pas à la rigueur.
Quoi qu'il en foit , j'ai fuivi cette divifion,
pour me faire entendre avec plus de facilité. C'eft une éminence en forme de tubérofité arrondie , beaucoup plus petite
que les trois autres , placée au haut de la
partie interne du corps de l'os; le pfoas &
le pectineus s'y infèrent. Des quatre éminences que je viens de décrire , trois
font épiphyfes dans l'enfance. Du petit
trocanter s'élève une ligne oblique &
inégale, qui paffe devant la face antérieure
du corps de l'os, & fe termine antérieurement à la bafe du grand trocanter. Cette

ligne donne attache à un fort ligament, qui s'insère d'autre part à l'os pubis & à l'os des îles, & dont l'usage est de s'opposer aux effets fâcheux qu'auroit pu produire une extension de la cuisse trop forcée.

Le corps du fémur, aux approches de son extrémité inférieure, se dilate en tout sens. Sa face antérieure devient plus grande, & un peu applatie. Il en est de même de la face postérieure, qui s'applatit encore plus que l'antérieure. Sur cette partie dilatée de la face postérieure, l'on ne voit point de ligne âpre. L'on n'y remarque que les deux branches inférieures de cette ligne, qui descendent obliquement sur les côtés de l'os, & vont disparoître à la racine postérieure de chaque condyle.

Deux éminences applaties, appelées les condyles du fémur, forment l'extrémité inférieure de cet os. L'un des condyles est interne, l'autre est externe. Ce sont deux éminences, placées l'une à côté de l'autre, confondues & unies ensemble par devant & en haut, séparées en bas & postérieurement. Chaque condyle est arrondi; mais il forme une rondeur un peu applatie sur les côtés.

L'on peut distinguer dans chaque condyle trois faces, deux latérales, qui sont inégales, & une troisième très-polie, dont le condyle eſt preſque environné. Des deux faces latérales, l'une eſt externe & l'autre interne. La face latérale externe eſt convexe & couverte d'inégalités. Dans le condyle externe, la face interne eſt plus petite, moins inégale, & fait partie d'une grande cavité que laiſſent entre eux les condyles. Poſtérieurement elle porte une petite empreinte à laquelle s'attache un des ligamens croiſés. Dans le condyle interne, la face externe eſt la plus grande; elle eſt couverte d'inégalités, & reſſemble aſſez exactement à la face externe du condyle externe. La face interne de ce condyle eſt plus petite que la précédente; elle fait partie d'une grande cavité que les condyles laiſſent entre eux: l'on y obſerve une empreinte ligamenteuſe à laquelle eſt attaché le ligament croiſé interne.

La face articulaire des condyles ſe termine circulairement ſur le demi-contour de chaque condyle en haut & en devant; celle du condyle externe, eſt confondue avec celle du condyle interne; elles forment l'une & l'autre, dans le point de leur réunion, une cavité en forme de demi-poulie, ſur laquelle eſt articulée la rotule. En deſcendant, elles ſe ſéparent & ſe diviſent pour aller recouvrir chacune leur condyle; de ſorte que poſtérieurement elles ſont très-écartées l'une de l'autre, & forment chacune une convexité plus arrondie que dans le reste de leur étendue. Ces deux faces s'articulent avec le tybia, depuis l'endroit où elles commencent à se séparer.

Le condyle interne est un peu moins gros que l'externe ; mais sa face polie monte un peu plus haut que la face polie du condyle externe ; il est aussi un peu plus long. La face polie du condyle externe est un peu plus large que celle du condyle interne. Postérieurement, un peu au dessus de chaque condyle, on observe une empreinte musculaire, à laquelle s'attachent les muscles gémeaux. Un peu au dessous de chacune de ces deux empreintes musculaires, l'on remarque une petite facette polie, sur laquelle est appuyé un os sésamoïde ; mais cette facette n'existe pas constamment : car l'on ne trouve d'os sésamoïde sous les extrémités des gémeaux, que dans l'âge avancé, & dans des personnes très-robustes, & qui ont exercé les muscles de leurs jambes par de violens exercices. Au dessous des empreintes musculaires, & plus postérieurement dans le fond du grand écartement que les condyles laissent entre eux, on remarque les deux empreintes ligamenteuses que j'ai indiquées ci-dessus, & auxquelles s'attachent les extrémités supé-

rieures de deux ligamens, que l'on appelle ligamens croifés.

Ce feroit, ainfi que je l'ai déja fait
preffentir, une erreur de penfer que le tybia s'articule avec la poulie que forment
les condyles à l'endroit de leur union commune. Le fémur n'eft articulé avec le tybia que par cette étendue des faces polies,
qui prend depuis leur féparation, & fe
continue jufqu'à la partie poftérieure des
condyles. Bien plus, il ne faut pas non
plus fe perfuader que chaque condyle touche le tybia, ou les cartilages femilunaires, par toute cette partie de la face
polie, qui commence à l'endroit où elles
fe féparent l'une de l'autre, & finit à la
partie de chaque condyle; la partie poftérieure de la face polie ne touche le tybia
& les cartilages femilunaires que quand
nous fommes affis; & alors tout le devant
de cette face polie ne touche plus le tybia.
Une portion du devant de cette face polie
ne touche rien; & l'autre touche la rotule.

Quand au contraire la jambe eft en ligne
droite avec la cuiffe, l'extrémité poftérieure de chaque face polie des condyles
ne touche rien; & alors, le devant & la
partie moyenne de chaque face polie
touche le tybia. Nous pouvons regarder
l'extrémité de chaque condyle comme
un os taillé en demi-cercle, & qui pré-

fente fucceffivement au tybia les différens points de fa demi - circonférence , foit qu'il fe remue fur le tybia , foit que le tybia fe remue fur lui. Les condyles du fémur font épiphyfes dans l'enfance. Pour mettre le fémur dans fa fituation, & pour diftinguer le fémur du côté droit du fémur du côté gauche , il faut placer en haut & en dedans fa tête , & la face convexe de fon corps en devant.

L'ufage de ce grand os eft de former la partie la plus confidérable de l'extrémité inférieure ; de foutenir tout le poids de notre corps , quand nous fommes debout fur un feul pied, ou de partager avec fon pareil la moitié de ce poids , comme quand nous fommes debout fur les deux pieds ; de recevoir de fon pareil , & de lui renvoyer alternativement, la ligne de gravité lorfque nous marchons ; de fervir aux mufcles d'un fort & long levier pour remuer la jambe & pour remuer le tronc, ainfi qu'il arrive quand nous nous penchons en devant vers la terre , & quand nous nous redreffons ; d'être en même temps un axe , autour duquel ces deux mouvemens s'exécutent ; de donner infertion à plufieurs ligamens , tels que les ligamens articulaires , le ligament tranfverfal , les ligamens croifés , le ligament antérieur & fupérieur, & les liga-

mens latéraux ; de recevoir & conduire
à la jambe plusieurs nerfs & plusieurs vaisseaux ; de donner insertion à vingt-cinq
muscles, qui font le grand, le moyen &
le petit fessier, le muscle psoas, l'iliaque
& le pectineus, le biceps & le triceps, le
muscle du fascia - lata, le pyramidal, le
gémeau supérieur, le gémeau inférieur,
l'obturateur interne, l'obturateur externe,
le carré, le crural, le vaste externe, le
vaste interne, les gémeaux, le poplité,
le plantaire.

Le fémur donne insertion au ligament
rond, par la petite fossette que nous avons
observée au dessous de l'axe de la tête ; à
la capsule articulaire supérieure, par le
contour de sa tête, attenant le col ; au
ligament orbiculaire, par le contour de son
col ; au ligament antérieur & supérieur,
par la ligne oblique antérieure de l'extrémité supérieure ; à la capsule articulaire
inférieure, par le contour des faces articulaires de l'un & de l'autre condyles ; aux
ligamens croisés, par les deux empreintes
ligamenteuses que nous avons observées
dans l'écartement postérieur des condyles;
aux ligamens latéraux qui l'unissent aux
os de la jambe, par la face latérale interne du condyle interne, & par la face
latérale externe du condyle externe ; à
l'aponévrose du fascia-lata, par toute la

longueur de la ligne âpre, par la branche
externe & supérieure, & par la branche
externe & inférieure de cette même ligne.

Le fémur donne insertion au grand fessier, par cette partie du corps de l'os placée au dessous du grand trocanter ; au
moyen fessier, par l'extrémité ou bord
supérieur du grand trocanter ; au petit fessier, par le bord supérieur du grand trocanter, & un peu plus en dedans que le
précédent ; au muscle psoas, par le petit
trocanter ; au muscle iliaque, par la partie inférieure du petit trocanter, & un
peu au dessous de cette apophyse ; au pectineus, par cette partie de l'os placée un
peu au dessous du petit trocanter ; à la première tête du triceps, par la branche supérieure & interne de la ligne âpre ; à la
seconde tête du triceps, par la ligne âpre,
& par la branche inférieure & interne de
cette ligne ; à la troisième tête du triceps,
par toute la longueur de la ligne âpre, par
la branche supérieure & externe, & par
la branche inférieure & interne de cette
ligne ; au muscle pyramidal, par la partie
supérieure de la cavité du grand trocanter ;
au gémeau superieur, par cette même cavité ; à l'obturateur interne, par la même
cavité ; au gémeau inférieur, par la même
cavité ; à l'obturateur externe, par la partie inférieure de la cavité du grand tro-

canter ; au muscle carré , par le bord postérieur du grand trocanter ; au muscle crural , par la face antérieure du corps du fémur ; au vaste interne , par la lèvre interne de la ligne âpre ; au vaste externe ,
par la lèvre externe de la ligne âpre , &
par la branche supérieure & externe de
cette même ligne ; aux gémeaux , par la
double empreinte musculaire que nous
avons remarquée au dessus des condyles
postérieurement ; au plantaire , par le condyle externe postérieurement ; au popli-
teus , par le condyle externe postérieurement.

Quant à la situation des deux os de la
cuisse l'un par rapport à l'autre , il est bon
de savoir qu'ils ne sont nullement parallèles, ainsi qu'on les voit représentés en quelques figures que je trouve en cela très-
défectueuses. Les deux condyles ne sont
pas dans la même ligne verticale de chacune des extrémités supérieures. Les os de
la cuisse sont en effet séparés l'un de l'autre supérieurement , par toute la distance
d'une cavité cotyloïde du bassin à l'autre
cavité cotyloïde , au lieu que par leur extrémité inférieure , ils sont prêts à se toucher. De - là il arrive que , quoique les
condyles internes soient un peu plus longs
que les externes , ils deviennent de niveau
quand on les met sur un plan horizontal

ſans forcer leur ſituation naturelle. Il eſt encore utile, dans les fractures & dans les luxations, de ſavoir que le grand trocanter, le condyle externe, & la malléole externe, doivent être à peu près dans la même ligne, & que moins ces éminences répondent à cette direction, le dérangement eſt d'autant plus conſidérable.

L'os de la cuiſſe eſt articulé avec cinq os, avec l'os pubis, l'os iſchium, & l'os des îles, qui, ainſi que je l'ai dit en parlant du baſſin, concourent à former la cavité cotyloïde avec le tybia, & avec la rotule; il eſt auſſi articulé avec deux cartilages qui recouvrent une partie des faces articulaires du tybia, & qui ſont appelés ſemi-lunaires.

Il eſt articulé avec l'os iſchium, avec l'os pubis, & avec l'os des îles, par ſon extrémité ſupérieure; il eſt articulé avec la rotule, par la demi-poulie gravée ſur & devant la réunion des deux condyles antérieurement; il eſt articulé avec l'extrémité ſupérieure du tybia, par la face liſſe & polie demi-circulaire qui recouvre l'un & l'autre condyle; il eſt articulé avec les cartilages ſemi-lunaires, par cette même face.

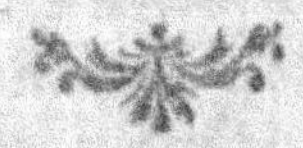

CHAPITRE III.

Ligamens de l'articulation du Fémur avec l'os des Iles. Moëlle du Fémur.

Toute l'articulation eſt d'abord environnée d'une capſule mince, attachée au contour du bourlet ligamenteux, & au ligament tranſverſal : au côté de la tête du fémur, cette capſule eſt conſidérablement fortifiée par les fibres du ligament que je vais décrire.

On l'appelle ligament orbiculaire; il eſt placé ſur la capſule; il eſt compoſé d'une grande multitude de filets ligamenteux, unis les uns aux autres très-étroitement; ces fibres ſont les unes longitudinales, les autres obliques; il eſt beaucoup plus fort antérieurement que poſtérieurement; il eſt attaché au contour du bourlet ligamenteux de la cavité cotyloïde; il environne la tête du fémur, ſe colle intimement à la capſule articulaire qui lui ſert de doublure, & s'inſère au contour du col du fémur. Ce ligament orbiculaire eſt fortifié antérieurement par un ligament que j'appelle antérieur & ſupérieur.

Ce ligament est attaché, ainsi que je l'ai dit ci-dessus, au dessous de l'épine antérieure & inférieure de l'os des îles, & un peu plus inférieurement que cette épine; & s'insère à une ligne oblique, placée sur la base du col du fémur.

Le ligament orbiculaire est fortifié postérieurement par un ligament, que j'appelle ligament supérieur & postérieur du fémur. Ce ligament est attaché par un bout au bord inférieur & postérieur de la cavité cotyloïde; & par son autre extrémité, à la partie postérieure du grand trocanter.

Le ligament rond est attaché, ainsi que je l'ai dit ci-dessus, dans le fond de la cavité cotyloïde; c'est un cordon ligamenteux applati, composé d'un trousseau de fibres longitudinales. Ces fibres s'épanouissent vers l'extrémité cotyloïdienne du ligament, & se partagent en deux bandelettes; ces deux bandelettes s'insèrent aux deux coins de l'arrière-cavité cotyloïde; quelques-unes de ces fibres s'attachent au contour de cette arrière-cavité, & recouvrent en partie la glande articulaire. Ce ligament, par son autre extrémité, s'attache dans une petite cavité creusée au dessous de l'axe de la tête du fémur. Il reçoit une petite gâine membraneuse de la membrane qui recouvre la glande.

Le ligament transversal est double; l'un

peut être appellée transversal interne , & l'autre transversal externe. Ils sont attachés l'un & l'autre aux deux bords de l'échancrure de la cavité cotyloïde.

Le bourlet ligamenteux , que j'ai indiqué ci-dessus , est un assemblage de fibres élastiques très-fortes , attachées à tout le contour de la cavité cotyloïde. Ce ligament rend la cavité plus profonde , & en rend l'ouverure plus étroite ; & par conséquent empêche la tête du fémur de sortir de la cavité.

Quoique j'aie parlé dans le troisième volume de cet ouvrage de la glande cotyloïdienne , je vais ajouter ce qui suit , afin de donner une connoissance plus étendue des organes qui filtrent la liqueur articulaire d'une articulation qui est comme le pivot sur lequel tout notre tronc est porté , & sur lequel il se remue.

L'arrière - cavité cotyloïde est remplie premièrement , dans deux endroits de son contour , par les fibres du ligament rond ; en second lieu , par une glande large , platte , rougeâtre , environnée d'une substance grasse & onctueuse ; elle est arrosée par des rameaux artériels que l'injection pénètre , & rend très-sensibles. Ces rameaux naissent d'une petite artère , qui entre dans la cavité par dessous le double ligament dont est bordée l'enchancrure

cotyloïdienne. Cette artère donne auſſi
des rameaux très-fins qui ſe répandent
dans la ſubſtance du ligament rond , &
qui ſont placés entre la gaîne de ce ligament & entre ſa ſubſtance ; ils ſe perdent
dans la ſubſtance du ligament ; ils s'étendent , & l'œil peut les ſuivre, après des
injections bien faites , depuis un bout du
ligament juſqu'à l'autre. Cette artère eſt
un rameau de l'artère obturatrice ; quelquefois elle eſt un rameau d'une des premières branches muſculaires de l'artère
crurale.

Pluſieurs ramifications veineuſes naiſſent de cette glande , & du ligament ;
elles ſe réuniſſent dans une veine qui ſort
de l'arrière-cavité cotyloïde , par deſſous
le ligament de l'échancrure cotyloïde.
Cette veine eſt un rameau de la veine obturatrice.

La glande cotyloïde reçoit des nerfs
qui ſe diſtribuent dans ſa ſubſtance ; ces
filets nerveux naiſſent d'un rameau du nerf
obturateur ; ce rameau s'inſinue dans l'arrière-cavité avec la veine & avec l'artère.

Ces trois différens vaiſſeaux , que la nature conduit avec une induſtrie admirable
dans le fond d'une cavité qui ſoutient des
efforts incroyables, forment un petit trouſſeau , environné d'un tiſſu cellulaire dont
les cellules ſont , ſuivant la diverſité des

sujets , plus ou moins remplies d'une liqueur adipeuse. Ce tissu cellulaire & adipeux , arrivé dans la cavité , se place sur
la circonférence de la glande ; il est recouvert , ainsi que la glande , d'une membrane fine , poreuse , à travers de laquelle
la liqueur filtrée dans la glande , & le suc
huileux du tissu cellulaire , se répandent
sur toute la surface cartilagineuse de la
grande cavité cotyloïde , sur toute celle
de la tête du fémur , sur toute celle enfin
de la capsule articulaire.

J'ai dit ailleurs avec quel soin la nature
conserve cette liqueur précieuse dans la
cavité articulaire ; j'ai dit ailleurs que
cette glande n'est pas la seule qui filtre la
liqueur de l'articulation du fémur avec la
cavité cotyloïde.

En effet, tout le contour de la tête du
fémur est bordé de plusieurs petits grains
glanduleux , dont la substance , dans certaines personnes mortes de maladies in-
flammatoires , & avec tout leur sang , m'a
semblé ne différer que par un peu plus de
mollesse , du tissu de la grande glande articulaire ; elles paroissent très-sensiblement dans certaines maladies de cette articulation , & toutes les fois que la capsule est irritée , soit par des luxations ,
soit par des efforts violens , soit par la dépravation des sucs dont elle est humectée.

La moëlle de l'os de la cuiſſe eſt un cylindre médullaire qui remplit quelquefois
toute la grande cavité cylindrique de cet
os ; quelquefois auſſi il s'en faut beaucoup que le cylindre médullaire rempliſſe
exactement la cavité cylindrique. Cette
maſſe médullaire eſt coupée par des cloiſons oſſeuſes qui , comme autant de dia-
phragmes , partagent la cavité cylindrique
en pluſieurs cavités ; elle eſt auſſi traver-
ſée par des filets oſſeux , qui ſont des prolongemens du tiſſu réticulaire qui occupe
les extrémités de l'os ; elle eſt encore ſou-
tenue par des plaques , ou cloiſons oſſeuſes placées obliquement dans la grande cavité : ces plaques ſe détachent des couches
les plus intérieures de la ſubſtance compacte.

Ces cloiſons diaphragmatiques , ces
plaques & ces filets qui diviſent le cylindre médullaire , ſont des appuis très-utiles
à la moëlle , quand nous donnons à notre
corps des ſecouſſes violentes ; la moëlle
des extrémités du fémur eſt conſervée dans
les cellules , & dans les cavités ou aréoles
du tiſſu réticulaire , & communique avec
celle de la cavité cylindrique.

CHAPITRE IV.

Réflexions sur les maladies du Fémur.

LE traitement des maladies qui attaquent l'os de la cuisse est très-difficile. Il est même souvent très-difficile de porter un jugement solide sur la nature de ces sortes de maux. Cette difficulté vient de ce que le fémur est environné de toutes parts de plusieurs couches musculeuses très-épaisses, qui nous empêche de nous assurer par le toucher du véritable dérangement de l'os.

Quand on est parvenu à connoître la vraie maladie du fémur, toutes les difficultés ne sont pas dissipées : les mêmes muscles, qui sont un obstacle pour les bien distinguer, opposent encore de grandes difficultés dans le choix, & dans l'application des moyens propres à les guérir.

Les maladies les plus fréquentes de ce grand os, sont les fractures & les luxations. Mais ces dernières sont plus rares que les fractures ; la profondeur de la cavité cotyloïde, la structure du bourlet élastique dont l'ouverture de cette cavité est environnée, la force des ligamens dont la capsule est fortifiée, nous mettent à l'abri

B iij

de bien des luxations auxquelles nous aurions été exposés , si la cavité articulaire
qui reçoit la tête de cet os n'avoit pas été
aussi profonde , & si ses ligamens articulaires & le bourlet élastique placé sur le
bord de cette cavité , n'avoient pas opposé de puissantes résistances aux efforts
que la tête de l'os fait pour sortir de sa
place ; cependant il arrive des luxations
& des fractures à l'os de la cuisse , & il
est souvent très-difficile de distinguer ces
deux maladies l'une de l'autre.

L'on peut juger qu'il y a fracture ou
luxation, quand après un coup violent ou
une chûte , la malléole interne du côté
blessé est plus haute que l'autre de deux
à trois travers de doigts. Mais il faut convenir qu'il peut y avoir fracture ou luxation , quoique les deux malléoles soient
presque à la même hauteur. Malgré cela
il n'est pas moins vrai que l'on peut assurer , quand on apperçoit une telle différence dans la hauteur d'une malléole com-
parée à l'autre , qu'il y a fracture ou luxation ; après s'être convaincu que l'une ou
l'autre de ces maladies existe , il s'agit de
distinguer si l'os est fracturé ou s'il n'est
que luxé.

Si , en saisissant le pied du malade dont
une malléole sera de deux à trois travers
de doigts plus haute que l'autre , on peut
tourner la pointe du pied & les condyles

du fémur également en dedans & en dehors, l'on peut prononcer qu'il y a fracture ; car quand la tête du fémur est sortie
de la cavité cotyloïde, elle rend impossible les mouvemens de demi-rotation.

Quand la fracture est située au dessous
de la partie moyenne du fémur, il est beaucoup plus facile de la distinguer, parce
que l'on peut sentir à travers le muscle
crural, & à travers les vastes interne &
externe, la difformité qui est l'effet de
la fracture. La crépitation que l'on sent,
ou que l'on entend, quand il y a fracture,
sans qu'il y ait une différence notable entre
la hauteur des deux malléoles internes,
est aussi un signe certain qu'il y a fracture ;
mais comme il n'y a crépitation ou craquement, que quand les surfaces de l'os fracturé se touchent par quelques-unes de leurs
parties, il ne faut pas, de ce qu'on n'entend pas ce bruit, conclure qu'il n'y a pas
fracture.

L'on peut bien assurer qu'il y a fracture
quand on l'entend, & on ne peut pas dire
qu'il n'y a pas fracture quand on ne l'entend point.

Les fractures du col du fémur sont difficiles à distinguer des luxations. Ces maladies sont réelles, & ont souvent été prises pour des luxations.

Il arrive quelquefois dans les jeunes

perſonnes , & dans les enfans , décolle-
ment de la tête du fémur , parce que cette
partie dans bien des perſonnes reſte long-
temps épiphyſe.

Les fractures de l'extrémité inférieure
du fémur , ſe connoiſſent aiſément ; mais
la multitude des nerfs , des ligamens , des
tendons , le voiſinage des vaiſſeaux , rendent ces fractures très-dangereuſes.

Les fractures obliques du fémur , quoique bien réduites , demandent des atten-
tions & des ſoins infinis. Car le reſſort ,
& l'action des fibres muſculaires irritées ,
tendent continuellement à faire gliſſer les
deux extrémités de l'os de la cuiſſe l'une
ſur l'autre. J'ai vu des os qui avoient
beaucoup perdu de leur longueur , parce
que les deux extrémités fracturées dans le
temps du traitement, avoient anticipé l'une
ſur l'autre , de façon que l'extrémité de la
pièce ſupérieure du fémur , faiſoit en bas
une ſaillie très-grande , & la pièce inférieure qui avoit remonté , faiſoit en haut
une éminence très-conſidérable.

De toutes les fractures des grands os ,
celles du fémur ſont les plus difficiles à
contenir , & par conſéquent les plus fâ-
cheuſes. Hippocrate fixe pour la guériſon
de ces ſortes de fractures , un terme bien
plus éloigné que pour celle des autres
fractures. Le nombre des muſcles qui environnent cet os eſt très-grand , & la force

avec laquelle ils tendent à déplacer les
pièces fracturées est extrême ; ces vérités
nous font concevoir pourquoi ces maladies
exigent tant d'attention de la Médecine &
de la Chirurgie , & tant de constance &
de docilité de la part des malades.

Les luxations du fémur ne sont pas seulement produites par des coups & des chû-
tes : il y en a qui viennent de cause interne ;
la dépravation des sucs articulaires en a
produit. Ces sucs s'accumulent dans l'articulation , relâchent le tissu de la capsule
& des ligamens , corrodent la lame cartilagineuse , dont la surface de la cavité est
recouverte ; la cavité se remplit d'un suc
osseux : à mesure qu'elle se remplit , le
suc osseux pousse peu-à-peu la tête hors
de sa place. J'ai vu des os innominés , dans
lesquels la cavité cotyloïde étoit presque
toute remplie d'un suc osseux ; & la tête
du fémur , placée de côté , s'étoit fait une
espèce de cavité articulaire ; il paroissoit
même qu'elle n'y étoit pas restée sans se
mouvoir , car la surface de cette cavité
subsidiaire étoit très-polie.

Les luxations de l'os de la cuisse sont
encore quelquefois l'effet de la paralysie
des extrémités inférieures. Dans les para-
lytiques , l'os de la cuisse ne se remuant
plus , les liqueurs articulaires croupissent ,
& se corrompent par leur séjour. La cap-

fule & les ligamens, privés de leur reſſort naturel, cèdent à la force avec laquelle les ſucs épaiſſis de la cavité pouſſent en dehors la tête du fémur. Quelquefois, ſans que la cavité articulaire ſe rempliſſe, il arrive luxation à la ſuite des paralyſies, par le ſeul relâchement des ligamens & des muſcles qui affermiſſent le fémur dans ſa ſituation naturelle.

Quelquefois il arrive luxation à la ſuite d'un coup, ſans qu'il y ait eu aucun ſigne de luxation dans le temps que l'on a reçu le coup, ou que l'on a fait la chûte. Il ſuffit pour cela que, par le coup ou la chûte, la tête du fémur ait été enfoncée avec violence dans la cavité cotyloïde, qu'elle ait meurtri & irrité la ſubſtance du ligament, & de la glande placée dans le fond de la cavité. Nous avons examiné les vaiſſeaux & les nerfs qui ſe diſtribuent dans cette glande & dans ce ligament : ces deux parties ſont donc ſuſceptibles d'irritation & d'inflammation. Or, ſi la cavité cotyloïde contient des parties capables de s'enflammer, il peut s'y former un dépôt. Le pus, ou toute autre matière, croupiſſant dans la cavité cotyloïde, en relâchera les ligamens, & chaſſera peu à peu la tête du fémur de la cavité cotyloïde, ou du moins la repouſſera aſſez en dehors, pour qu'elle ſoit déplacée par l'effort des muſcles.

CHAPITRE V.

Des Os de la Jambe en général.

AVANT que d'entrer dans l'examen de la structure des os de la jambe, je vais faire connoître en peu de mots l'analogie qui est entre cette extrémité & entre l'extrémité supérieure. Nous avons vu, en examinant l'extrémité supérieure, qu'un seul os, qui est l'humérus, en forme la partie la plus considérable : il en est à peu près de même de l'extrémité inférieure ; un seul os en forme la plus grande partie, c'est le fémur. De même que l'avant-bras forme la seconde partie du bras, (en prenant l'épaule pour une partie séparée) de même la jambe fait la seconde partie de l'extrémité inférieure ; l'avant-bras est composé de deux os placés parallèlement, la jambe n'est de même composée que de deux os parallèles l'un à l'autre.

Pour suivre encore plus loin cette analogie : de même que la main est composée de trois parties, du carpe, du métacarpe, & des doigts ; de même aussi le pied est composé de trois paries, du tarse, du métatarse, & des orteils. A la main, le carpe

B vj

n'eſt compoſé que de ſept os; (ne mettant point le petit os hors des rangs , parmi les os qui par leur aſſemblage forment le carpe) au pied , le tarſe eſt un aſſemblage de ſept os articulés à peu près comme ceux du carpe , & unis par des ligamens très-courts & très-nombreux. A la main quatre os , placés à peu près parallèlement dans un même plan les uns auprès des autres , forment le métacarpe ; au pied cinq os , placés à peu près parallèlement les uns auprès des autres , forment le métatarſe. Enfin, comme le pouce & les doigts terminent l'extrémité ſupérieure ; l'extrémité inférieure eſt de même terminée par le pouce, & par quatre doigts ou orteils.

La jambe eſt compoſée de deux os placés dans leur longueur l'un auprès de l'autre ; ces deux os ſe touchent par leurs extrémités ; ils laiſſent entre eux un peu de diſtance dans le reſte de leur étendue ; l'un de ces os s'appelle le tybia , l'autre s'appelle le péroné.

La jambe eſt plus groſſe en haut qu'en bas ; on en ſent facilement les os au toucher en haut & en bas , & en paſſant la main le long du devant & du dedans de la jambe. La partie ſupérieure de la jambe , conſidérée avec l'extrémité inférieure de la cuiſſe & avec la rotule , forme cette partie qu'on appelle le genou.

La jambe fléchie fait angle avec la cuisse : dans quelque attitude que nous soyons, elle fait angle avec le pied ; cet angle est tantôt plus, tantôt moins ouvert.

La jambe forme en bas deux éminences appelées malléoles ; l'une interne, l'autre externe. La malléole interne est une apophyse de l'os de la jambe ; mais la malléole externe est l'extrémité même du péroné.

Le tybia est beaucoup plus gros que le péroné, & un peu plus long. Dans les personnes très-maigres, l'on peut sentir à travers la peau & les chairs le péroné dans toute sa longueur.

L'on sent dans toutes les personnes grasses, comme dans les maigres, le tybia dans toute sa longueur ; l'on distingue même dans toute sa longueur l'angle antérieur de cet os ; on l'a appelé la crête du tybia : c'est dans cette partie qu'il n'est pas rare de remarquer des exostoses, tristes effets du mal vénérien, ou des coups que nous nous donnons en heurtant du devant de la jambe, des corps durs & tranchans. Les muscles, dont les os de la jambe sont environnés, nous empêchent d'en sentir plusieurs faces & plusieurs angles ; nous allons les examiner, dégagés des muscles & des ligamens.

CHAPITRE VI.

Des Os de la Jambe en particulier, & premièrement du Tybia.

LE tybia est un os triangulaire dans presque toute son étendue, plus gros en haut qu'en bas, situé le long de la partie interne de la jambe : nous y distinguerons une partie moyenne, & deux extrémités. Le corps, ou la partie moyenne, est presque triangulaire ; ce qui suppose trois faces, & trois angles. Des faces, deux sont latérales & antérieures, la troisième est postérieure. Des angles, l'un est antérieur, les deux autres sont latéraux & postérieurs. Les faces & les angles s'effacent vers l'extrémité inférieure de l'os qui prend une forme cylindrique. Les trois faces diminuent par degré, en descendant depuis l'extrémité supérieure jusqu'à l'inférieure ; les angles eux-mêmes deviennent moins saillans à mesure qu'ils approchent de l'extrémité inférieure.

La face antérieure & interne est polie dans toute son étendue, excepté à la partie supérieure, où l'on remarque quelques inégalités qui donnent attache aux tendons du grêle interne, du couturier, & du demi-nerveux. Toute cette face dans le vivant n'est couverte que du périoste, de la peau, & d'une couche très-mince de graisse, ou de tissu cellulaire. De-là il arrive que le périoste est presque toujours affecté dans les moindres plaies, ou contusions auxquelles cette partie est exposée. De la blessure du périoste s'ensuivent des douleurs cruelles, des sentimens de déchiremens, la fièvre & ses accidens, abcès, carie, exfoliation, exostose. La connoissance exacte de cette face du tybia est d'un grand secours pour juger de la nature des fractures de la jambe, pour les réduire, & pour s'assurer quand elles sont bien réduites. Une main habile, & conduite par le savoir, qui touche tous les points de la face antérieure du tybia les uns après les autres, est un juge bien éclairé dans ces sortes de maladies.

Il y a peu d'inconvéniens qui ne soient compensés par quelque chose d'avantageux : car si c'en est un, que le périoste du devant de la jambe soit si exposé aux coups, c'est un avantage de pouvoir sûrement, & sans peine, appliquer le remede. Nous voyons facilement la plaie ; nous opérons sans que rien nous gêne ; les bains, les fomentations, les cataplasmes, les dou-

ches agiſſent admirablement dans les maladies de la jambe, & ſur-tout dans celles
du devant de la jambe : rien n'empêche
leurs vertus de pénétrer juſqu'au foyer de
la maladie, & d'y produire de ſalutaires
effets, pourvû que le malade ſoit docile
aux régles du régime.

La face externe eſt un peu concave;
elle s'étend depuis l'extrémité ſupérieure
juſqu'à l'inférieure. L'on y remarque ſupérieurement quelques inégalités pour l'inſertion du muſcle extenſeur commun des
doigts; elle reçoit pluſieurs muſcles dans
ſa concavité, tels que le jambier antérieur, & le long extenſeur du pouce; elle
leur donne en partie naiſſance. La face
poſtérieure s'étend auſſi depuis l'éxtrémité
ſupérieure de l'os juſqu'à l'inférieurè; l'on
y obſerve pluſieurs inégalités; elle eſt
percée vers ſon milieu d'un trou, qui eſt
l'ouverture d'un canal oſſeux qui deſcend
obliquement en perçant les couches de la
ſubſtance compacte, & pénètre juſques
dans l'intérieur de l'os, pour ſe diſtribuer
dans les membranes de la moëlle. L'on y
remarque une trace oblique en forme de
ligne, qui monte obliquement en dehors
depuis le trou juſqu'au deſſous du condyle
externe; cette ligne oblique donne attache
au muſcle ſolaire & au poplité.

L'angle antérieur eſt un bord ſaillant

qui commence au deſſous de l'extrémité
ſupérieure , & finit un peu avant d'arriver
à l'extrémité inférieure ; il ne deſcend pas
tout droit ; il fait une petite inflexion ou
contour en deſcendant. Cet angle eſt auſſi
appelé la crête du tybia ; il donne inſertion dans preſque toute ſa longueur à l'a-
ponévroſe commune des muſcles placés le
long de la jambe. L'angle externe & poſtérieur eſt beaucoup moins ſaillant que le
précédent , & donne attache au ligament
entr'oſſeux. L'angle interne & poſtérieur
eſt auſſi moins tranchant que l'antérieur ;
il eſt un peu arrondi dans ſa longueur ; on
peut le ſentir au toucher ; il donne , ainſi
que l'angle antérieur, inſertion à l'aponévroſe commune des muſcles du pied. Cette
aponévroſe eſt , comme l'on ſait, une ex-
panſion de l'aponévroſe nommée faſcia-
lata.

Des deux extrémités , la ſupérieure eſt
la plus groſſe ; elle eſt un peu arrondie ,
ou irrégulièrement ovale ; ſon grand diamètre eſt d'un côté à l'autre. Elle eſt preſque toute formée par deux éminences
conſidérables applaties , & un peu concaves par en haut , arrondies & inégales
ſur leur contour ; ces deux éminences ſont
appelées les condyles du tybia.

L'un de ces condyles eſt interne, l'autre
eſt externe. Chacun forme ſupérieurement

une cavité superficielle, dont la surface est très-polie & très-étendue. La cavité d'un condyle est dans le même plan horizontal de la cavité de l'autre. Ces deux cavités sont séparées par une éminence, & par deux petites cavités placées, l'une devant l'éminence, & l'autre derrière. Cette éminence est quelquefois comme divisée à son sommet par une petite rainure ; on l'appelle l'épine du tybia.

La surface de chacune des petites cavités est un peu inégale ; la cavité antérieure, c'est-à-dire, celle qui est devant l'éminence, donne attache à un des ligamens croisés ; la petite cavité postérieure, c'est-à-dire, celle qui est derrière l'éminence, donne attache au ligament croisé postérieur. L'éminence supérieure, ou l'épine du tybia, commence par une base assez large, & finit par une pointe un peu émoussée, ou divisée ainsi que je l'ai dit. Elle donne attache par sa base, à quelques fibres des ligamens croisés, & aux petits ligamens des cartilages sémi-lunaires.

Le condyle interne est un peu plus petit, moins saillant que l'externe, & est presque placé dans le plan de l'os ; il est inégal dans tout son contour pour l'attache des muscles & des ligamens. La cavité qu'il forme supérieurement, est un peu moins large que celle du condyle externe,

elle eſt auſſi un peu plus ovale. Le condyle externe eſt plus grand ; il eſt preſque
tout placé hors du plan de la longueur de
l'os. Il porte ſur ſa partie latérale &
moyenne , une empreinte articulaire
ronde , par laquelle il eſt articulé avec
l'extrémité ſupérieure du péroné. La cavité articulaire qu'il forme ſupérieurement , eſt plus grande , & plus exactement ronde que celle du condyle interne.

Ces deux grandes cavités ſuperficielles
pratiquées ſur chaque condyle , s'articulent avec les condyles du fémur , à la faveur de deux cartilages ſemi-lunaires , &
un peu mobiles , qui , ainſi que je l'ai dit,
ſont attachés par leur corne à la baſe de
l'éminence qui ſépare les deux grandes
cavités articulaires.

Il eſt aiſé de comprendre pourquoi la
face articulaire du condyle externe du
tybia eſt plus grande que la face articulaire du condyle interne , ſi l'on ſe rap-
pelle ce qui a été dit de la différente grandeur des condyles du fémur : en effet ,
le condyle externe du fémur étant plus
gros , doit être reçu ſur une ſurface plus
large. Ce condyle étant articulé avec le
condyle externe du tybia , il convenoit
que la face articulaire du condyle externe
du tybia, fût plus grande que la face articulaire du condyle interne de ce même os.

Tout le contour des condyles du tybia est percé de plufieurs trous, petits à la vérité, mais fenfibles, qui tranfmettent plufieurs petits vaiffeaux à la fubftance de l'os. La partie antérieure du contour de l'extrémité fupérieure du tybia, eft plus convexe que la poftérieure, qui eft même un peu échancrée, ou un peu concave dans fon milieu. Un peu au deffous de la partie moyenne du contour antérieur à la naiffance de l'angle antérieur, fe préfente une tubérofité confidérable qui donne attache au ligament de la rotule : cette éminence s'appelle la tubérofité du tybia. C'eft fur cette éminence qu'agiffent toutes les puiffances mufculeufes qui étendent la jambe ; les deux condyles donnent attache par leurs côtés, aux ligamens latéraux qui affermiffent l'articulation du fémur & du tybia, & par les inégalités de leur contour, à la capfule articulaire.

L'extrémité inférieure du tybia eft prefque cylindrique : nous y diftinguerons cependant trois faces & deux côtés, l'un interne, l'autre externe : des trois faces, l'une eft antérieure, l'autre eft poftérieure, la troifième eft inférieure. Le côté interne de l'extrémité inférieure du tybia, eft arrondi ; il fe termine par une éminence confidérable, qui fait partie de la charnière articulaire du tybia avec l'aftragal ;

cette éminence est appelée malléole interne. Elle présente en dedans une convexité, ou rondeur saillante en dehors, c'est-à-dire vers la cavité articulaire ; elle est recouverte d'une surface très-lisse & très-polie qui fait partie de l'articulation ; en bas elle se termine par un bord médiocrement épais ; & en arrière elle porte une gouttière superficielle, le long de laquelle descend le tendon du jambier postérieur.

Le côté externe de l'extrémité inférieure du tybia, est un peu creusé par une fosse oblongue, terminée en bas par une surface polie. Le haut de cette cavité loge une glande articulaire, & donne attache à des ligamens très-courts qui affermissent le péroné dans son union avec le tybia ; la partie polie de cette cavité est taillée en croissant, & s'articule avec le péroné. L'organe glanduleux sépare une liqueur grasse & onctueuse qui lubréfie non-seulement l'articulation du péroné avec le tybia, mais qui pénètre dans celle du tybia avec l'astragal. Personne, que je sache, n'a observé que la glande qui sépare la synovie de cette grande articulation, fût placée dans l'endroit que je viens d'indiquer.

La face antérieure de l'extrémité inférieure du tybia, est un peu convexe ; elle

s'étend depuis le côté interne de l'os , jusqu'au côté externe ; sa surface est assez
polie , quoiqu'elle donne attache à plusieurs fibres ligamenteuses ; sa face postérieure s'étend de même depuis un côté de
l'extrémité inférieure du tybia jusqu'au
côté opposé ; elle est plus droite que l'antérieure. La gouttière superficielle , que
j'ai dit être pratiquée sur le derrière de la
malléole interne , anticipe un peu sur cette
face. La face inférieure est toute articulaire ; elle est un peu concave pour recevoir la convexité de l'astragal , avec lequel elle est articulée ; elle s'unit & se
confond avec la facette articulaire de la
malléole externe , ou plutôt elles ne font
qu'une seule & même cavité articulaire.
Cette face inférieure , prise séparément ,
forme une cavité très - superficielle , en
devient une très-profonde quand on la
considère avec l'extrémité inférieure du
péroné , & avec la malléole interne.

La substance du tybia est compacte dans
le milieu , & dans toute la longueur du
corps de l'os ; elle est cellulaire aux extrémités , mais beaucoup plus à l'extrémité supérieure qu'à l'inférieure.

Le tybia est articulé avec trois os , qui
sont le fémur, le péroné , & l'astragal. Il
est articulé avec l'os de la cuisse , par les
deux grandes faces articulaires des deux

condyles ; avec le péroné , par l'empreinte
articulaire latérale du condyle externe ;
avec le même os , par la facette articulaire du côté externe de l'extrémité inférieure ; avec l'astragal , par la face inférieure de l'extrémité inférieure , & par la
facette articulaire de la malléole interne.
On pourroit ajouter que cet os est uni en
quelque sorte avec la rotule , par l'interposition du plus fort ligament du corps
humain, qui s'insère & à la tubérosité du
tybia , & à l'extrémité inférieure de la
rotule.

Le tybia a beaucoup d'usages ; il forme
la principale partie de la jambe ; c'est lui
qui seul transmet , de la cuisse aux pieds ,
la ligne de gravité de notre corps. Il fait
deux mouvemens sous le fémur , l'un
d'extension , l'autre de flexion ; & quand
il est fléchi , il fait deux mouvemens latéraux placés alors sous les parties postérieures des condyles du fémur ; il tourne à
droite & à gauche ; il fait deux mouvemens sur l'astragal , l'un de flexion , l'autre
d'extension ; mais le plus ordinaire , c'est
l'astragal qui les fait sur lui , ou bien ils
les font de concert & ensemble ; il forme
une double symphyse avec le péroné ; il
donne attache aux muscles du pied pour
agir sur le pied ; il sert à quelques-uns de
ces muscles de poulie de renvoi ; il trans-

met aux parties du pied leurs nerfs &
leurs vaiſſeaux.

Il donne attache à pluſieurs ligamens,
tels que les ligamens croiſés, ceux des
deux cartilages ſemi-lunaires, la capſule
articulaire ſupérieure, c'eſt-à-dire, celle
qui recouvre ſon articulation avec le fémur & avec la rotule; la capſule articulaire inférieure, c'eſt-à-dire, celle qui
recouvre ſon articulation avec l'aſtragal
& le péroné; le ligament poſtérieur; les
ligamens de ſa ſymphyſe articulaire ſupérieure avec le péroné; ceux de ſa ſymphyſe articulaire inférieure avec ce même
os; le ligament entr'oſſeux; le ligament
de la rotule; les ligamens latéraux qui
fortifient ſon articulation avec le fémur;
les ligamens latéraux inférieurs qui fortifient ſon articulation avec l'aſtragal, avec
l'os naviculaire & avec le calcaneum;
le ligament annulaire.

Il donne inſertion à pluſieurs muſcles,
tels que le vaſte interne, le vaſte externe,
le demi-nerveux, le demi-membraneux,
le couturier, le grêle interne, le poplité,
le ſolaire, le jambier poſtérieur, le long
fléchiſſeur commun des doigts, le long
fléchiſſeur du pouce, le jambier antérieur,
l'extenſeur commun des doigts, l'extenſeur propre du pouce.

Il donne attache aux ligamens croiſés,

par

par les deux cavités que nous avons obfer-
vées, l'une devant la bafe, l'autre derrière la bafe de l'éminence qui fépare les
deux grandes cavités articulaires ; aux
ligamens des cartilages femi-lunaires,
par l'éminence qui fépare les deux grandes
cavités articulaires ; aux ligamens latéraux, par le côté de l'un & de l'autre
condyle ; aux ligamens qui affermiffent
l'articulation fupérieure du péroné, par
le condyle externe. Ces ligamens font
courts & très-forts ; il y en a deux antérieurs, & deux poftérieurs ; les fupérieurs
embraffent plus étroitement l'articulation
du péroné que les inférieurs. Au ligament
entr'offeux, par l'angle externe & poftérieur ; aux ligamens qui affujettiffent l'extrémité inférieure du péroné dans fa fym-
phyfe, par les bords de la cavité latérale
externe de l'extrémité inférieure ; aux
ligamens latéraux internes & inférieurs
qui fortifient fon union avec l'aftragal &
avec l'os naviculaire, par la malléole interne. Ces ligamens font ordinairement
au nombre de trois; d'autres réuniffent ces
trois ligamens en un feul, qu'ils appellent
deltoïde ; ils font attachés fupérieurement
à la malléole interne, & inférieurement
ils fe répandent fur la partie latérale de
l'aftragal, & fur l'os naviculaire. Au ligament annulaire, par la face antérieure de

Partie IV.   C

l'extrémité inférieure, & par le devant de
la malléole interne ; au ligament de la
rotule, par la tubérosité placée au haut
de l'angle antérieur ; à l'aponévrose qui
enveloppe les muscles de la jambe, par
l'angle antérieur, & par l'angle interne
& postérieur ; à la capsule de son articulation avec le fémur, par le contour
de ses condyles ; à la capsule de son
articulation avec l'astragal, par le contour
de la face inférieure de l'extrémité inférieure ; aux petites capsules de sa double
articulation avec le péroné, par le contour de l'empreinte articulaire latérale du
condyle externe, & par le bord de la facette semi-lunaire, que nous avons observée sur le bord externe de l'extrémité inférieure.

Le tybia donne insertion à plusieurs
fibres du vaste interne, par la partie antérieure du condyle interne ; à plusieurs fibres du vaste externe, par le bord antérieur du condyle externe ; au muscle demi-
membraneux, par la partie postérieure du
condyle interne ; au biceps, par la partie
postérieure du condyle externe ; au demi-
nerveux, au couturier, & au demi-membraneux, par les inégalités que nous avons
observées au haut de la face antérieure &
interne, auprès de la tubérosité à laquelle
s'attache le ligament de la rotule ; au po-

plité , par une ligne oblique que nous avons obſervée au haut de la face poſté-rieure au-deſſous du condyle interne ; au ſolaire , par cette même ligne ; au muſcle jambier poſtérieur , par la face poſtérieure au deſſous du précédent ; au muſcle long , fléchiſſeur commun des doigts , ou pro-fond , par la face poſtérieure , & par le ligament entr'oſſeux ; au jambier antérieur , par la face externe & antérieure ; à l'ex-tenſeur commun des doigts , par cette même face , & par la face antérieure du ligament entr'oſſeux ; au long exrenſeur du pouce , par la face antérieure & ex-terne.

Pour mettre le tybia dans ſa ſituation naturelle , & pour diſtinguer le tybia du côté droit du tybia du côté gauche , il faut mettre en haut la plus groſſe extré-mité , la crête en devant ; & celui des deux condyles qui eſt le plus ſaillant , ou qui porte latéralement une facette articu-lée , il faut le placer en dehors.

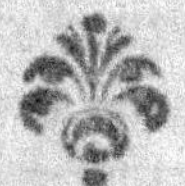

CHAPITRE VI.

Ligamens de l'Articulation du Fémur avec le Tybia. Glandes articulaires.

SEPT ligamens s'apperçoivent aisément dans l'articulation du fémur avec le tybia; de ces ligamens trois sont latéraux, savoir: un ligament latéral interne, un ligament latéral externe long, & un ligament latéral externe court; le quatrième est transversal ou postérieur; le cinquième & le sixième sont appelés ligamens croisés.

Le ligament latéral interne est attaché à la partie supérieure de la tubérosité du condyle interne; il descend, & contracte une forte adhérence avec le cartilage semilunaire interne, & s'attache au dessous du condyle interne du tybia.

Le ligament latéral externe long, naît de la partie la plus élevée de la tubérosité du condyle externe; il descend, devient adhérent à la capsule articulaire, & s'insère au condyle externe du tybia, & à la partie supérieure du péroné.

Le ligament latéral externe court prend naissance de la partie inférieure du con-

dyle externe du fémur, contracte une forte
adhérence avec le bord du cartilage semi-
lunaire externe, & se termine au condyle
externe du tybia.

Le ligament postérieur est large &
mince ; il est attaché, par son extrémité
supérieure, au dessus du condyle externe ;
il s'attache, par son autre extrémité, à la
partie postérieure du condyle interne :
une grande partie de ce ligament descend
au dessous du condyle interne, & s'insère
à la partie postérieure de la tête du tybia.

Des deux ligamens croisés, l'un est
interne, & l'autre externe : l'interne est
attaché par son bout supérieur, à l'empreinte ligamenteuse du condyle interne,
& par l'autre, dans la petite cavité postérieure de la tête du tybia derrière l'épine ;
l'externe est attaché par son bout supérieur, à l'empreinte ligamenteuse du condyle externe, & par son inférieur, dans la
petite cavité antérieure de la tête du tybia.

Outre ces ligamens on en doit encore
distinguer deux petits, qui lient les cornes
des cartilages semi-lunaires à l'épine supérieure du tybia, ainsi que je l'ai dit ci-
dessus en parlant des cartilages semi-lunaires.

L'articulation du fémur avec le tybia,
est environnée d'une capsule articulaire,
attachée à tout le contour des faces car-

tilagineuses des condyles , & au contour
de la tête du tybia.

Les glandes de l'articulation du tybia
& du fémur sont placées sur le contour
de chaque condyle du fémur & du tybia ,
à l'endroit où la capsule articulaire s'attache à cet os : ce sont de petits corps
rougeâtres , dont les vaisseaux se remplis-
sent par des injections bien fines ; ces vaisseaux naissent des artères poplitées. Ces
petits grains glanduleux , comme autant
de mamelons , forment une espèce de
bordure aux cartilages qui recouvrent
les extrémités mobiles de ces deux os. Ce
cordon glanduleux est plus ou moins interrompu , suivant les sujets ; il s'en trouve
aussi dans les petites cavités , que nous
avons dit être placées devant & derrière
l'épine supérieure du tybia , à l'endroit
de l'attache inférieure des ligamens croisés;
il s'en trouve encore quelques-uns sur le
contour extérieur des cartilages semi-lunaires.

J'ai encore remarqué plusieurs petits
grains glanduleux sur le contour de la face
cartilagineuse de la rotule : ils sont recouverts d'une grande quantité de substance
adipeuse. Toutes ces petites glandes , &
la substance adipeuse dont elles sont recouvertes , sont enveloppées par la capsule
articulaire. Cette masse adipeuse dans les

différens mouvemens de la rotule, tombe-
roit dans la cavité articulaire, si elle
n'étoit pas soutenue ; une membrane très-
mince se détache de la capsule, & vient
se placer sur la surface intérieure de la
substance adipeuse; elle lui sert de tunique
& d'appui. Outre cette membrane, un petit
ligament, attaché d'une part à la partie
supérieure de la rotule, & par son autre
extrémité à la partie supérieure de la
poulie cartilagineuse des condyles, soutient le sommet de la substance adipeuse,
& l'empêche de tomber dans la cavité
articulaire. Comme la rotule se remue
continuellement quand nous marchons,
& que cet os soutient des efforts incroyables, la nature, pour entretenir sa souplesse, & faciliter ses mouvemens, le
tient, pour ainsi dire, continuellement
plongé dans une substance huileuse.

Mais cette même substance, pressée
mollement par les mouvemens de la rotule, passe à travers les mailles de la tunique membraneuse qui la soutient, & se
mêle avec la liqueur mucilagineuse four-
nie par les petits grains glanduleux placés
sur le contour des couches cartilagineuses
dont les extrémités des os articulaires sont
incrustées.

La moëlle des os de la jambe forme une
masse médullaire le long de leur grande

cavité intérieure ; la figure de cette maſſe
répond à-peu-près à celle de la cavité qui
la renferme ; elle eſt auſſi partagée d'eſpace
en eſpace , par des cloiſons de différente
figure & direction , ainſi qu'il a été dit
en parlant du cylindre médullaire de l'os
de la cuiſſe ; elle eſt partagée aux extrémités , par les cloiſons de la ſubſtace ce'-
lulaire , & par les filets du tiſſu réticulaire
dont ces extrémités ſont compoſées.

CHAPITRE VII.

Du ſecond Os de la Jambe , appelé Péroné.

LE péroné eſt placé le long du côté externe du tybia ; c'eſt un os long , & grêle
relativement à ſa longueur : nous y diſtinguerons, ainſi que dans tous les os longs,
un corps & deux extrémités. La figure du
corps de l'os eſt aſſez irrégulière ; cependant comme il convient , autant qu'il eſt
poſſible , de lui en aſſigner une, l'on peut
dire qu'il eſt en quelque ſorte triangulaire ;
nous y diſtinguerons donc trois faces &
trois angles.

   Les faces ni les angles ne parcourent
pas tout droit la longueur de l'os , elles
deſcendent obliquemenr. De ces faces ,

deux font latérales, la troifième eft poſtérieure; des deux faces latérales, l'une eſt
latérale externe, l'autre eſt latérale interne; des angles, l'un eſt antérieur, les
autres font latéraux & poſtérieurs. La face
antérieure & interne, eſt bornée par
l'angle antérieur, & par l'angle interne
& poſtérieur; la face latérale externe,
eſt bornée par l'angle antérieur, & par
l'angle poſtérieur & externe; la face poſtérieure eſt bornée par les deux angles
poſtérieurs; les faces & les angles font
quelquefois coupés par des traces & des
lignes dont la ſituation, le nombre & la
figure varient; il y a même des ſujets
dans leſquels la diviſion, telle que je
viens de la donner des faces & des angles,
ne peut pas avoir lieu.

Les faces finiſſent preſque toutes avant
d'arriver à l'extrémité inférieure, parce
qu'en cet endroit l'os prend une forme
ronde; il faut cependant excepter la face
poſtérieure qui s'étend juſqu'à l'extrémité inférieure; la face antérieure &
interne en deſcendant ſe jette un peu en
dehors; la face antérieure & externe
ſe jette un peu en arrière; la poſtérieure
eſt celle des trois dont la direction approche le plus de la droite; elle eſt percée vers ſon milieu par un trou, qui eſt
l'ouverture d'un canal oblique qui pénètre

jufques dans l'intérieur de l'os, en defcen-
dant obliquement à travers les couches
de la fubftance de l'os. Ce canal porte
dans la cavité intérieure de l'os une artère
qui fe diftribue dans les facs de la moëlle;
le canal intérieur, qui dans cet os contient
la moëlle, eft très-petit. Dans certains
fujets, & dans quelques endroits de cet
os, on a bien de la peine à l'appercevoir.
L'angle interne & poftérieur du péroné,
donne attache au ligament entre-offeux ;
l'angle externe & poftérieur donne attache
à l'aponévrofe commune qui enveloppe
les mufcles fitués le long de la jambe.

Des deux extrémités, l'une eft fupérieure, & l'autre inférieure ; l'extrémité
fupérieure eft arrondie, plus couverte de
petites éminences & d'inégalités que l'inférieure ; c'eft à ces éminences, & à ces
inégalités, que s'infèrent les ligamens
qui uniffent cet os au tybia. Entre ces éminences, il y en a une remarquable par fa
grandeur, & qui eft placée fur le côté externe de l'extrémité fupérieure du péroné;
on l'appelle l'épine du péroné. L'extrémité
fupérieure du péroné eft auffi appelée la
tête du péroné ; elle eft en effet arrondie
comme une petite tête, & au deffous
d'elle, l'os, dans bien des fujets, fe rétrécit tout-à-coup, & forme une efpèce
de col fur lequel la tête eft appuyée ; le

sommet de la tête est applati, sur-tout vers
le côté interne ; c'est une facette articulaire presque ronde , qui s'articule avec
l'empreinte articulaire que nous avons remarquée sous le condyle externe du tybia.

L'extrémité inférieure du péroné est oblongue ; elle est convexe extérieurement ;
elle est applatie en dedans , & porte une
facette articulaire oblongue presque triangulaire , qui fait partie de la cavité articulaire de la jambe avec le pied. Au dessus de cette grande facette articulaire , on
en remarque une petite confondue avec
la grande ; c'est par cette petite facette
que l'extrémité du péroné est articulée
avec l'extrémité inférieure du tybia.

L'extrémité inférieure du péroné, con-
sidérée dans sa totalité , fait une éminence
appelée malléole externe ; elle se termine
postérieurement , par une petite éminence
émoussée que l'on appelle épine inférieure
du péroné. Sur le dos de cette épine , &
derrière la malléole externe , est creusée
une gouttière superficielle qui donne passage aux tendons des muscles péroniers ;
ils sont maintenus dans cette gouttière
très-superficielle, par un ligament annulaire particulier qui s'attache aux deux
bords de la gouttière ; derrière l'épine
inférieure, & un peu plus en dedans , se
trouve une petite cavité , dans laquelle

C vj

eſt logé un organe glanduleux qui filtre une liqueur graſſe qui ſe répand dans l'articulation de la jambe avec le pied.

Le péroné n'eſt articulé qu'avec deux os, le tybia & l'aſtragal ; il eſt articulé avec le tybia, par ſes deux extrémités : premièrement par l'extrémité ſupérieure, à la faveur de la facette articulaire arrondie que nous avons obſervée ſur ſa tête : ſecondement, par une petite facette que j'ai dit être ſituée au deſſus de la grande facette triangulaire de la malléole externe ; il eſt articulé avec l'aſtragal par la facette triangulaire de la malléole externe.

La ſubſtance du péroné eſt compacte dans ſa partie moyenne ; elle eſt cellulaire aux extrémités.

L'uſage du péroné, eſt de former la partie externe de la jambe, d'achever la charnière de l'articulation de la jambe avec le pied, de donner inſertion à pluſieurs ligamens ; tels ſont les ligamens de ſon articulation ſupérieure avec le condyle externe du tybia, & le ligament latéral externe du fémur ; le ligament entr'oſſeux, l'aponévroſe commune des muſcles du pied, les ligamens qui lient ſon extrémité inférieure avec celle du tybia, le ligament annulaire propre des tendons des muſcles péroniers, le ligament annulaire du deſſus du pied, les ligamens latéraux externes du pied.

Il donne attache aux ligamens de son articulation supérieure avec le tybia, par les éminences & les inégalités dont est couverte la circonférence de sa tête; il donne aussi attache, par son épine supérieure, au ligament latéral externe de l'os de la cuisse; au ligament entr'osseux, par son angle interne & postérieur; à l'aponévrose commune des muscles, par son angle externe & postérieur; au ligament annulaire propre des muscles péroniers, par les deux bords de la gouttière superficielle de la malléole externe; aux ligamens inférieurs qui le lient au tybia, par les bords antérieurs & postérieurs de la malléole externe, & un peu au dessus. Ces ligamens sont plus forts que ceux de l'articulation supérieure du péroné avec le tybia; ils sont aussi plus larges; il y en a deux antérieurs & deux postérieurs : les deux antérieurs sont attachés au bord antérieur & latéral interne de l'extrémité inférieure du péroné, & au bord externe de l'extrémité inférieure du tybia; les postérieurs sont attachés de même, mais postérieurement; les inférieurs sont plus longs, & plus obliques que les supérieurs; ils descendent de l'extrémité inférieure du tybia, & s'insèrent à l'extrémité de la malléole externe. Au ligament annulaire du dessus, ou du col du pied, par la surface convexe de la malléole externe ; aux ligamens latéraux externes du pied, par l'épine inférieure.

Ces ligamens font deux, & quelquefois trois ; un antérieur, un moyen, & un postérieur. L'antérieur est attaché par son extrémité supérieure au bord antérieur de la malléole externe, & se termine par l'astragal ; le ligament postérieur naît de l'extrémité postérieure de la malléole externe, & s'insère au col externe du calcaneum, & postérieurement.

Le péroné donne aussi insertion à plusieurs muscles, tels que le solaire, le profond, le grand péronier, le petit péronier, le neuvième muscle de Vésale ; au muscle solaire, par sa face postérieure ; au muscle profond, par la même face ; aux deux péroniers, par sa face antérieure & externe ; & par sa face antérieure & interne ; au neuvième muscle de Vésale, par sa face latérale & interne.

Pour mettre le péroné dans sa situation, & pour distinguer le péroné du côté droit, du péroné du côté gauche, il faut placer en haut son extrémité arrondie en forme de tête ; il faut de plus que la facette triangulaire de la malléole externe soit en dedans, & que la petite cavité adjacente, qui contient une petite glande, soit en arrière.

Quoique nous ayons remarqué trois facettes articulaires dans le péroné, il n'en faut pas conclure que cet os ait aucun mouvement sur le tybia : la nature n'a point voulu que l'extrémité inférieure du péroné tournât autour du tybia, comme le radius au bras, tourne autour du cubitus.

Tout le poids de notre corps étant appuyé sur l'astragal, la nature, toujours attentive à notre conservation, n'a pas voulu que l'astragal pût, même par les plus violens efforts, sortir de sa place. Il étoit nécessaire pour cela de lui opposer, de chaque côté de son articulation avec la jambe, une résistance à toute épreuve. C'est dans cette vue qu'elle a placé la malléole interne à côté de l'astragal ; par cet obstacle, le pied ne sauroit se luxer en dedans. C'est dans la même vue, qu'elle a fait descendre le péroné le long du côté externe du pied, & qu'elle l'a assujetti dans une cavité profonde, par des liens très-forts & très-multipliés. Delà l'on peut comprendre pourquoi l'articulation du pied avec la jambe est si différente de l'articulation de la main avec l'avant-bras.

Nous avons dit ci-dessus que le péroné & le tybia ne se touchoient que par leurs extrémités ; que dans la longueur de leur corps, ils laissoient entre eux un inter-

valle confidérable ; & que dans cet intervalle , ils étoient liés l'un à l'autre par un
ligament , connu fous le nom de ligament
entre-offeux. De cette ftructure il réfulte
deux enfoncemens confidérables entre les
deux os de la jambe ; l'un eft placé fur , ou
devant le ligament entre-offeux ; l'autre
eft placé deffous , ou derrière ce ligament.
C'eft dans ce double enfoncement que font
logés la plupart des mufcles du pied & des
orteils , ainfi que les troncs de nerfs & de
vaiffeaux qui fe diftribuent à la jambe &
au pied.

Comme ces différentes parties font ex-
pofées à plufieurs maladies , telles que les
contufions , les plaies , les abcès , les ulcères , &c. & que pour en bien connoître
la nature , il faut avoir une exacte connoiffance de leur fiège , nous allons indiquer en peu de mots les parties molles
contenues dans l'enfoncement antérieur ,
& celles qui font fituées dans l'enfoncement poftérieur.

Dans l'intervalle poftérieur , & derrière
cet intervalle , font placés les mufcles gémeaux , le folaire & le plantaire , le poplité , l'artère tybiale poftérieure , la péronière , les troncs des nerfs qui vont au
pied, le mufcle jambier poftérieur , le profond , le long fléchiffeur du pouce , la
veine poplitée , & les veines fatellites.

L'intervalle antérieur est rempli par le jambier antérieur, le long extenseur commun, le long extenseur du pouce, le neuvième muscle de Vésale, l'artère tybiale antérieure, l'artère entre-osseuse, le nerf jambier antérieur & quelques autres filets des nerfs, & les veines satellites de l'artère tybiale antérieure. Sur le côté externe de la jambe, & un peu en arrière, se trouvent les deux muscles péroniers. Les ventres, ou parties charnues des muscles que nous venons de nommer, occupent le haut & le milieu des deux enfoncemens ; leurs tendons, & les parties des ventres, occupent le bas des deux enfoncemens.

Je souhaite que ce court détail puisse aider à distinguer quel muscle est, ou doit être attaqué, quel nerf doit être blessé dans telle ou telle plaie, & apprendre en conséquence le parti le plus propre à rétablir la santé des malades.

Les glandes de l'articulation de l'extrémité supérieure du péroné avec le condyle externe du fémur, sont de petits grains glanduleux placés de distance en distance sur le contour des couches cartilagineuses dont est incrustée la facette articulaire du condyle externe du tybia, & la facette articulaire de l'extrémité supérieure du péroné. Outre ces petits grains glanduleux,

que l'on ne rend souvent sensibles que par
le secours des injections, il me semble
avoir observé une glande particulière placée auprès de l'épine du péroné. Tous
ces grains glanduleux sont placés entre le
bord interne de la double attache de la capsule, & entre le bord des deux lames
cartilagineuses dont les facettes articulaires du tybia & du péroné sont recouvertes.

Les glandes articulaires de l'extrémité inférieure des os de la jambe avec l'astragal,
sont non-seulement partagées par petits
grains rougeâtres semés çà & là sur la circonférence des couches cartilagineuses de
l'articulation du pied ; entre les bords de
ces couches, & entre les extrémités de la
capsule articulaire, il se trouve de plus
deux glandes considérables; l'une des deux
est située dans l'articulation du péroné
avec l'extrémité inférieure du tybia; l'autre est placée derrière la malléole externe
dans une cavité creusée pour elle.

La première, c'est-à-dire, celle de
l'articulation du péroné avec le tybia, est
la plus grande ; elle est placée dans l'enfoncement creusé sur le côté externe de
l'extrémité inférieure du tybia ; elle est
en partie cachée par les ligamens courts
qui affermissent l'union du péroné & du
tybia; sa substance a plus de fermeté &

de confiſtance que toutes les autres glandes articulaires ; nulle autre glande articulaire, ſi l'on excepte la grande glande
cotyloïdienne n'approche de ſa grandeur;
elle reçoit pluſieurs rameaux artériels de
l'artère péronière ; la liqueur qu'elle ſépare, ſe répand non-ſeulement ſur la petite facette cartilagineuſe qui unit le ſom-
met de la malléole externe avec le côté
externe de l'extrémité du tybia, mais
même dans la grande cavité de l'articulation du tybia, & du péroné avec l'aſtragal.
Telle eſt la ſource la plus féconde de la
liqueur ſynoviale de l'articulation du pied
avec la jambe.

La ſeconde glande de cette même articulation eſt de beaucoup plus petite, &
eſt placée, ainſi que je l'ai dit ci-deſſus,
dans la plus petite cavité creuſée derrière
la malléole externe. Les rameaux artériels
de cette glande naiſſent, ainſi que ceux
de la précédente, de l'artère péronière ;
la capſule de l'articulation recule ſon attache à cette partie du péroné, afin de
loger dans ſon enceinte cet organe glanduleux.

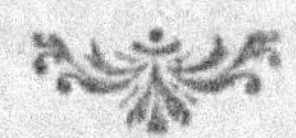

CHAPITRE VIII.

De l'Os Séfamoïde de la Jambe, ou de la Rotule.

LE rapport que je trouve entre les fonctions de la rotule, & celles des os féfamoïdes, eft la raifon qui m'a déterminé à l'appeler l'os féfamoïde de l'articulation du genou. La rotule eft le plus grand des os féfamoïdes ; elle eft placée devant l'articulation du fémur avec le tybia ; fa figure approche de celle d'un cœur ; elle eft courte & épaiffe. Nous y diftinguerons deux extrémités, deux faces, & deux côtés ou bords. Des deux extrémités, l'une eft fupérieure, l'autre eft inférieure; des deux faces, l'une eft antérieure, l'autre eft poftérieure ; des deux bords ou côtés, l'un eft interne, & l'autre externe. Les deux bords ou côtés defcendent, en fuivant une ligne courbe, depuis l'extrémité fupérieure jufqu'à l'extrémité inférieure ; leur furface eft un peu inégale, & ils font médiocremen tranchans, relativement à la groffeur totale de l'os.

L'extrémité fupérieure eft plus groffe & plus étendue que l'inférieure, & peut être appelée la base de la rotule ; elle forme, par sa partie la plus élevée, comme un plan incliné sur lequel s'attache le tendon commun des muscles vaste externe, vaste interne, crural, & droit antérieur de la cuisse, c'est-à-dire, le tendon commun de tous les extenseurs de la jambe. L'extrémité inférieure est un peu plus aiguë, & un peu arrondie ; sa surface est inégale de toutes parts ; elle ne fait point partie de la face articulaire de la rotule, elle donne insertion à un ligament court, mais très-fort, qui attache la rotule à la tubérosité du tybia.

La face antérieure est convexe & inégale ; l'on y remarque assez souvent des fibres osseuses, placées les unes auprès des autres dans la longueur de l'os ; elle est toute couverte dans le frais par des fibres tendineuses, & par des fibres ligamenteuses. L'on y remarque aussi plusieurs pores ouverts, desquels on voit transpirer un suc gras & onctueux quand on met cet os à dessécher après la macération ; mais cette observation doit s'étendre aussi sur toutes les extrémités des os longs, & sur tous les os du carpe & du tarse. Les extrémités de ces os, ainsi que la rotule, exposées au soleil, ou dans un lieu sec & chaud, se couvrent chaque jour d'une matière grasse qui se fige quelquefois par

gouttes. Cette matière n'est autre chose
que la moëlle répandue dans le tissu cellulaire de chacun de ces os. On voit aussi
suinter du milieu même, c'est-à-dire de
la partie la plus compacte des os longs,
une pareille liqueur, mais en bien moindre quantité ; il est rare que celle-ci se
rassemble par gouttes.

La face postérieure de la rotule est très-
lisse & très-polie, parce quelle est toute
articulaire ; elle est partagée en deux moitiés inégales par une éminence qui s'élève
vers son milieu, & qui descend depuis sa
base, pour s'étendre presque jusqu'à la
pointe. Des deux moitiés de la face postérieure, ainsi divisées, l'une est plus grande,
plus large que l'autre ; c'est l'externe :
l'autre est plus étroite, mais plus longue,
c'est l'interne. La première s'articule avec
le condyle externe du fémur ; la seconde
avec le condyle interne : l'éminence qui
les sépare est reçue dans l'enfoncement
en forme de poulie qui est entre les deux
condyles ; une grande partie de l'une &
de l'autre moitié de la face postérieure est
aussi reçue dans cet enfoncement.

La différence des deux moitiés de la
face postérieure vient de la différence des
deux condyles. Comme la surface articulaire du condyle externe est plus large que
celle du condyle interne, la moitié de la

face postérieure devoit aussi être un peu plus large que l'autre ; & comme la face articulaire du condyle interne est un peu plus longue que celle de l'externe, il étoit convenable que la moitié interne de la rotule fût un peu plus longue que l'externe, parce qu'elle s'articule avec le condyle interne.

La rotule est articulée avec un seul os, qui est le fémur, par les deux moitiés de la face postérieure, & par l'éminence longitudinale qui les séparent ; elle est aussi unie avec le tybia, par une synévrose, c'est-à-dire, par un ligament qui s'attache par une de ses extrémités à la partie postérieure de la pointe de la rotule, & par son autre extrémité, à la tubérosité du tybia.

L'usage de la rotule est de former partie du genou, de procurer à cette articulation les mêmes avantages que les os sésamoïdes procurent aux articulations où on les trouve ; elle fait en quelque sorte les fonctions d'un tendon ossifié ; elle transporte au tybia toute la force des puissances qui agissent dans l'extension de la jambe, sans que les tendons des extenseurs soient exposés à un alongement forcé, ou au déchirement, ce qui auroit pu arriver si le tendon des extenseurs se fût inséré immédiatement au tybia : pour s'en convaincre, il suffit de jeter les yeux sur l'angle que fait la jambe dans le temps de sa flexion ; de donner insertion à la capsule articulaire du genou ; au plus fort des ligamens du corps par lequel elle est attachée au tybia ; à deux petits ligamens latéraux placés de chaque côté du grand ligament; à un petit ligament qui la lie avec l'extrémité inférieure du fémur ; de donner insertion au tendon du muscle droit antérieur, au vaste externe, au vaste interne & au crural.

La rotule donne insertion à la capsule articulaire, par le contour de sa face postérieure ; à son ligament propre, par son extrémité inférieure ; à deux petits ligamens latéraux & obliques, par le bas de ses côtés ; à un petit ligament qui la lie avec l'extrémité inférieure du fémur, par sa face interne ; à plusieurs fibres tendineuses, & à plusieurs fibres ligamenteuses, par sa surface antérieure ; au muscle droit antérieur, au vaste externe, au vaste interne, & au crural, par sa base ou son extrémité supérieure.

Sa substance tient de la compacte & de la cellulaire, un peu plus de celle-ci que de la première.

Pour placer la rotule dans sa situation naturelle, & pour distinguer la rotule du côté droit de la rotule du côté gauche, il

faut

faut placer la base ou la grosse extrémité
en haut, la face articulaire en arrière,
& celle des deux moitiés de la face articulaire qui sera la plus large, en dehors.

Il est très-important de bien connoître
la structure de la rotule & des parties avec
lesquelles elle a une intime connexion;
sans avoir une juste idée de cet os, on ne
sauroit en avoir une exacte du genou. L'on
sait que les maladies du genou sont & très-
fréquentes & très-fâcheuses; mais, dira-
t-on, qu'est-ce que le genou? Quelles
sont les parties osseuses dont il est formé?
L'on entend par genou, cette partie du
corps sur laquelle nous sommes appuyés
quand nous nous mettons à genou; cette
partie est formée du contour de trois os,
de l'extrémité inférieure du fémur, du
tybia, & de la rotule.

L'on pourroit, à la rigueur, ajouter à
ces trois os, l'extrémité supérieure du péroné. Il n'est pas difficile de concevoir
pourquoi une plaie, une contusion, une
inflammation, &c. qui ne seroit, dans
une autre partie des extrémités du corps,
accompagnée d'aucun accident fâcheux,
est de très-grande conséquence dans le
genou. Il suffit de connoître la profondeur
de cette articulation, les détours & les
réduits différens où une liqueur épanchée
quelconque peut séjourner; les parties

Partie IV.   D

tendineuſes, ligamenteuſes & aponévrotiques dont elle eſt environnée, & dont
la léſion, ou la deſtruction, eſt toujours
très-fâcheuſe. D'ailleurs de très-gros vaiſſeaux & des nerfs conſidérables paſſent
derrière le genou, & lui ſont contigus.

CHAPITRE IX.

Réflexions ſur les maladies des Os de la Jambe.

LE tybia & le péroné ſont expoſés à pluſieurs maladies dont les principales ſont,
les fractures & les luxations. Les fractures
de ces os ſont ſimples ou compoſées ; elles
ſont ſimples quand il n'y a qu'un des deux
os fracturé, elles ſont compoſées quand
les deux os ſont à la fois fracturés.

L'on connoît que la fracture eſt compoſée, quand la jambe bleſſée reſte plus
courte que l'autre ; elle eſt ſimple, quand
la jambe, après le coup ou la chûte, reſte
de la même longueur que celle du côté
oppoſé.

La fracture du tybia ſe reconnoît très-
facilement, parce que l'on touche preſque immédiatement la face antérieure &

interne de cet os ; & cette face, ainsi que je l'ai dit ci-dessus, s'étend depuis la partie supérieure du tybia jusqu'à l'inférieure. Les fractures de cet os sont très-fâcheuses, quand elles arrivent aux extrémités ; cette vérité est fondée sur la multitude des tendons & des ligamens qui s'insèrent aux extrémités de cet os, & sur le voisinage des troncs nerveux & artériels qui touchent presque immédiatement la surface de l'extrémité supérieure, & de l'extrémité inférieure du tybia. D'ailleurs il est rare qu'il ne se fasse des congestions du suc articulaire dans les cavités des articulations. Ce fluide, par son séjour, perd sa douceur ; il agit sur les couches cartilagineuses, il les ronge ; le suc osseux, après la destruction des couches cartilagineuses, tombe dans la cavité articulaire, & concourt avec la synovie, à remplir la cavité de l'articulation.

Toutes les raisons qui sont ici établies sur la structure, nous font concevoir combien ces sortes de fractures sont dangereuses. Quand elles pénètrent jusques dans les cavités articulaires, il est presque impossible d'empêcher qu'il n'arrive ankylose. Cette maladie est même le moindre des malheurs auxquels le malade est exposé : car il arrive souvent que l'amputation est le seul moyen de lui conserver la

vie, sur-tout s'il y a délabrement & déchirement des tendons, des ligamens, &
des parties osseuses qui forment l'articulation.

La fracture du péroné n'est pas, à beaucoup près, si dangereuse que celle du
tybia : car il est prouvé par l'anatomie que
cet os ne soutient nullement le poids du
corps, n'étant point articulé avec le fémur;
la situation du corps, la mobilité qui reste
dans la jambe , le craquement ou la crépitation que l'on entend & que l'on sent
en maniant convenablement la partie extérieure de la jambe dans sa longueur, &
plusieurs autres signes , font connoître la
fracture du péroné. Le tybia est sujet à des
luxations incomplètes ; il ne peut guère
éprouver de luxation complète , à moins
qu'il n'arrive un délabrement & un déchirement des tendons , des ligamens , des
capsules ; & les causes qui produisent de
tels ravages , fracturent plus souvent les
os qu'elles ne les luxent.

Les luxations de la jambe sont fort souvent suivies d'ankyloses , parce qu'il est
très-difficile d'empêcher que les sucs articulaires ne s'accumulent dans la cavité
de l'articulation , & qu'ils n'agissent sur
le tissu des couches cartilagineuses : ces
couches détruites , le suc osseux tombe
bientôt dans l'article, & soude les deux os,

le tybia avec le fémur, si la luxation est au
genou ; avec l'astragal , si elle est au pied.

La face antérieure & interne du tybia
est souvent couverte d'exostoses , les unes
plus grandes , les autres plus petites. Ces
exostoses sont de différente nature , suivant la diversité des causes qui les produisent ; celles qui sont l'effet des coups
que nous nous donnons en heurtant le
devant de la jambe contre des corps durs ,
méritent peu d'attention : cependant il y
en a quelques-unes qui deviennent très-
douloureuses par la distension du périoste
dont elles sont recouvertes.

Celles qui sont l'effet du mal vénérien
sont ordinairement très - fâcheuses par
elles-mêmes , en ce qu'elles font connoître que le virus vérolique a infecté la
lymphe osseuse ; elles attirent quelquefois dans leur voisinage des abcès malins ,
des ulcères , des caries. L'on a vu dans
cette ville une personne dont le tybia
carié , presque d'un bout à l'autre , s'est
séparé dans sa totalité des parties saines ;
mais ce qu'il y a de plus étonnant , c'est
qu'il se forma à la place de ce grand os
une substance qui suppléoit en quelque
sorte au tybia.

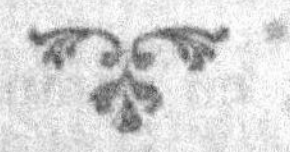

CHAPITRE X.

Des Os du Pied.

CET assemblage de vingt six os très-intimement liés les uns avec les autres, couverts de facettes, d'angles & d'inégalités, & qui fait la base & le soutien de toute la charpente humaine, est appelé le pied. L'usage de cette partie ne se borne pas à la simple fonction d'être une base à notre corps ; elle est aussi un levier puissant de la seconde espèce, dont les muscles du pied se servent pour nous faire sauter, courir, marcher, &c. Le pied n'est point dans la direction de la jambe ; il fait avec le devant de la jambe un angle obtus, un angle aigu avec le derrière de la jambe. En effet, tous les os de l'extrémité inférieure que nous venons d'examiner, ont leur longueur parallèle à la longueur totale de notre corps ; ceux dont nous allons parler, forment un tout dont la direction coupe presque à angle droit la ligne de direction de la longueur du corps.

La Nature, en composant le levier sur lequel est élevé tout le poids de notre corps, de différentes parties, a prévenu les fractures fréquentes qui seroient arrivées dans les violens exercices que nous faisons dans nos courses, dans le marcher, en sautant, s'il n'avoit été composé que d'une seule pièce osseuse. Chaque pièce osseuse partage en quelque sorte l'ouvrage. Un os fort court se casse moins aisément qu'un os long. Plus il y a d'instrumens qui conspirent à la même action, moins cette action coûte à chacun d'eux.

Le pied est terminé par deux extrémités; une antérieure, que l'on appelle le bout ou la pointe du pied; une postérieure, que l'on nomme le talon. Cinq doigts, entre lesquels le pouce ou le premier doigt se fait distinguer par sa longueur & sa grosseur, forment le bout ou la pointe du pied. Il faut y ajouter aussi les extrémités antérieures de cinq os que nous appellons os du métatarse, parce que nous nous appuyons plus sur les têtes de ces os que sur les phalanges des orteils quand nous marchons. Le derrière du pied ou le talon est formé d'un seul os; on peut cependant y ajouter la partie postérieure de l'astragal. L'os du talon est appelé calcaneum.

La face supérieure du pied est convexe; on peut l'appeler le dos du pied. La face inférieure est concave; on l'appelle le dessous ou la plante du pied. L'on peut comparer le pied à une voûte, dont le sommet regarde en haut & la concavité en bas. Les os qui composent cette voûte, sont taillés & arrangés à peu près avec le même artifice que dans les voûtes formées de la main des hommes. Des côtés du pied, l'un est interne, l'autre est externe. Le côté interne du pied est le plus gros, le plus long ; il est concave jusqu'aux deux tiers de son étendue ; il devient ensuite un pen convexe. Il est terminé par le gros orteil, & en arrière par le calcaneum.

Il est formé dans sa longueur par le calcaneum, un peu par l'astragal, l'os naviculaire, le grand os cunéiforme, le grand os du métatarse, & par les deux phalanges du pouce. Le côté externe est plus petit, moins épais, & un peu convexe. Le calcaneum, l'os cuboïde, le cinquième os du métatarse, & le cinquième ou dernier orteil, forment le côté externe du pied.

L'on distingue encore dans le pied deux parties dont nous avons déja exposé la structure, & qui sont formées par les extrémités inférieures des os de la jambe. On les appelle malléoles ou chevilles du pied. L'une est appelée malléole interne, l'autre se nomme malléole externe. Ce sont deux éminences placées sur le pied, l'une fur la partie interne du fommet du pied , l'autre fur la partie externe. Ces éminences font convexes , & ne font recouvertes que du périofte , de la peau, & d'une couche de fubftance graiffeufe très-mince. C'eft pourquoi les coups y font très-fenfibles.

La veine faphène paffe ordinairement fur la malléole interne. C'eft l'endroit où on ouvre le plus ordinairement cette veine dans la faignée du pied. Un ou deux filets de nerfs paffent auffi fur la malléole interne , ils accompagnent quelquefois la faphène ; leur fection par le tranchant de la lancette eft quelquefois fuivie d'une douleur affez vive , & même d'un engourdiffement qui dure quelque temps. Il eft impoffible au Chirurgien de diftinguer quand le nerf eft fur la veine , & par conféquent , quand il le coupe ; c'eft un accident qui ne doit point le faire taxer d'impéritie. Nous avons fait ci-deffus la divifion du pied en tarfe , métatarfe , & en phalanges ; nous avons fait le dénombrement des os qui compofent chaque partie du pied.

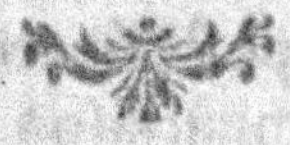

CHAPITRE XI.

De l'Astragal.

L'ASTRAGAL tient le premier rang parmi les os du pied, & par sa situation, & par l'importance de ses usages. Il est situé à la partie supérieure du pied, & comme enchâssé entre les deux malléoles. Nous suivrons, autant qu'il sera possible, dans sa description, la règle que nous avons suivie dans l'exposition des os du carpe, c'est-à-dire, que nous y distinguerons différentes faces & deux extrémités. Quelque irrégulière que soit sa figure, j'ai cru qu'en suivant cette méthode on en comprendroit plus aisément la structure.

L'astragal a deux extrémités, deux faces principales, & deux côtés ou faces latérales. Des extrémités, l'une est antérieure, l'autre postérieure. Des faces, l'une est supérieure, l'autre inférieure. Des côtés, l'un est interne, l'autre externe.

L'extrémité postérieure de l'astragal est petite, en comparaison de l'antérieure. (Je ne regarde point ici comme partie de l'extrémité postérieure, tout ce qui

appartient à la face supérieure). Elle est
terminée en pointe , ou comme une
espèce d'éperon ou d'ergot rabattu. L'extrémité antérieure est une tête très-considérable , relativement à l'étendue totale
de l'os. La surface de la tête est lisse &
polie. Cette tête est soutenue sur une
partie dont la surface est inégale , & que
l'on peut appeler le col de l'astragal.

La tête de l'astragal offre trois faces
articulaires , une grande , & deux plus
petites placées sous la grande. La grande
face articulaire de la tête de l'astragal en
recouvre tout le bout , ou l'extrémité
antérieure : elle est convexe , & est reçue
& articulée dans la cavité ou face postérieure de l'os naviculaire. Au dessous de
cette grande face , la tête de l'astragal
en cache deux autres plus petites , par
lesquelles elle est appuyée sur le calcaneum. Elles sont séparées de la face inférieure par une échancrure oblique. La
face supérieure de l'astragal est toute articulaire , & par conséquent lisse & polie :
elle est grande , & se continue de côté
& d'autre , se confondant avec les faces
latérales ; le long de sa partie moyenne
règne un enfoncement superficiel. Elle est
reçue dans la face ou cavité inférieure
du tybia : elle tourne de devant en arrière,
& de derrière en devant , comme une

D vj

demi-roue sous le tybia ; c'est à son mouvement qu'est dûe la flexion & l'extension du pied. Elle commence à l'extrémité postérieure de l'os , & se termine à
cette partie que nous avons nommée le
col de l'astragal.

La face inférieure de l'astragal est concave ; elle est toute articulaire , ainsi que
la face supérieure. (Je ne regarde pas ici
comme partie de la face inférieure , toute
la surface inégale dont le col est recouvert
inférieurement). Elle est articulée avec
la grande face articulaire supérieure du
calcaneum. On remarque entre la face
inférieure & le col , ou bien sous le col
lui-même , un enfoncement assez considérable dont la surface est inégale. Cet enfoncement donne attache à un ligament
très-fort qui affermit l'union de l'astragal
avec le calcaneum.

Des faces latérales de l'astragal , l'une
est interne , l'autre est externe. La face
latérale interne est articulaire , ainsi que
la face supérieure , dont on peut la regarder comme une continuation : elle descend presque directement de haut en bas ,
& est articulée avec la facette polie de la
malléole interne. Au dessous de la portion
articulaire de la face latérale interne , il
reste encore une petite partie de cette face
qui n'est point articulaire , & qui sert à

l'attache des ligamens qui lient cet os au calcaneum.

La face latérale externe de l'astragal est presque toute articulaire , ainsi que la précédente ; elle est articulée avec la face lisse & polie de la malléole externe. Elle est plus large que la facette latérale interne. La petite partie de la face latérale externe, qui ne s'articule point avec la malléole externe , donne attache aux ligamens qui lient l'astragal avec le calcaneum.

L'astragal est articulé avec quatre os, qui sont le tybia , le péroné , le calcaneum , & l'os naviculaire. Il est articulé avec le tybia par sa face supérieure & par sa face latérale interne ; avec le péroné, par sa face latérale externe ; avec le calcaneum , par sa grande face inférieure , & par les deux petites facettes articulaires inférieures de sa tête ; avec l'os naviculaire , par la grande face articulaire convexe de sa tête. La substance de l'astragal est en partie compacte , & en partie cellulaire.

L'usage de l'astragal est de former l'articulation du pied avec la jambe ; de transmettre au calcaneum , sur lequel il est appuyé , la ligne de gravité qu'il reçoit de la jambe appuyée sur lui ; de donner insertion à plusieurs ligamens , tels que ceux qui affermissent son union

avec le calcaneum , aux ligamens de la
malléole externe , & ceux de la malléole
interne ; de donner attache au court extenseur du pouce. Il donne insertion aux
ligamens de la malléole interne par la
portion non-articulaire de sa face latérale
interne , aux ligamens de la malléole
externe ; par la portion non-articulaire de
sa face latérale externe. L'astragal donne
attache au court extenseur du pouce par
la partie supérieure de son col.

Il faut observer que la tête & le col de
cet os sont couchés un peu obliquement
sur le pied , de façon que l'axe de la tête
regarde un peu obliquement en dehors.

Pour placer l'astragal dans sa situation
naturelle , & pour distinguer l'astragal
droit du gauche , il faut placer en haut
sa grande face articulaire convexe , &
taillée presque en demi-poulie , ou demi-
roue. Il faut que la tête soit tournée en
devant : il faut que celle des deux faces
latérales , dont l'empreinte articulaire est
plus grande , soit tournée en dehors.

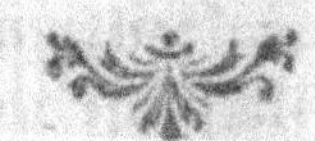

CHAPITRE XII.

Ligamens de l'Astragal.

LES ligamens qui affujetiffent les os du tarfe , font très-multipliés ; il y en a de trois fortes : ils font pour la plupart très-courts. Il y en a quelques-uns qui ne fe bornent pas à lier deux os enfemble ; ils naiffent d'un feul os , & fe terminent à plufieurs.

L'aftragal eft lié par fon côté interne avec le calcaneum , par deux ligamens, dont l'un peut être appelé antérieur & interne , & l'autre, poftérieur & interne.

Le ligament antérieur & interne eft attaché par fon extrémité fupérieure à la partie latérale interne du col de l'aftragal, & s'infére à l'épine du calcaneum. Le ligament poftérieur & interne eft attaché par fon extrémité fupérieure à la partie poftérieure de fa face latérale interne , & fe termine derrière l'épine du côté interne du calcaneum.

L'aftragal eft lié avec le calcaneum par fon côté externe , par deux ligamens qui naiffent du bord de cet enfoncement que nous avons obfervé dans la face inférieure de l'astragal ; ils s'écartent l'un de l'autre, & se terminent au côté externe du calcaneum, vers son milieu & un peu antérieurement.

L'astragal est attaché à l'os scaphoïde par des fibres ligamenteuses, qui par leurs extrémités postérieures sont implantées dans le col de l'astragal, & qui, par leurs extrémités antérieures, s'insèrent sur le bord supérieur de l'os naviculaire ; quelques-unes s'étendent jusques sur l'os cunéiforme moyen.

Il est assujetti intérieurement avec l'os naviculaire, 1°. par le ligament malléolaire interne & antérieur. L'autre est attaché postérieurement au côté interne du col de l'astragal, & se termine à la tubérosité de l'os naviculaire.

L'astragal est encore attaché au calcaneum par un ligament extrêmement fort, qui est attaché supérieurement dans ce grand enfoncement qui est entre le corps de cet os, & inférieurement dans le grand enfoncement que nous avons observé sur la face supérieure du calcaneum.

L'astragal tient encore au calcaneum & à l'os naviculaire par plusieurs petites fibres ligamenteuses, dont nous avons suffisamment indiqué les attaches en décrivant cet os.

CHAPITRE XIII.

Du second Os du Tarse, appelé Calcaneum.

Le calcaneum est un os un peu plus long, plus fort & plus épais que le précédent. Il est situé sous lui ; il le porte. Il est comme divisé en deux moitiés ; une postérieure, qui est plus grande & plus grosse, & une antérieure.

Nous y distinguerons deux extrémités, & quatre faces principales. Des extrémités, l'une est antérieure, l'autre postérieure. Des quatre faces principales, l'une est supérieure, l'autre inférieure ; la troisième est latérale interne ; la quatrième est latérale externe.

L'extrémité antérieure est au moins une fois moins grosse que la postérieure ; elle est terminée en devant par une grande face articulaire, par laquelle elle est unie avec l'os cuboïde. Tout le contour de cette extrémité est couvert d'inégalités superficielles, qui donnent attache aux fibres ligamenteuses qui unissent cet os avec les os voisins.

L'extrémité postérieure est ample,

grosse, couverte de plusieurs inégalités. Elle se termine en arrière par une tubérosité, dont la surface est divisée en deux moitiés par une espèce de ligne transverse.

Des moitiés de la face postérieure de la tubérosité, l'une est supérieure, l'autre inférieure. La supérieure est la plus petite: elle est lisse, polie ; l'extrémité du tendon d'Achille frotte sur elle dans les mouvemens du pied ; elle est arrosée d'une liqueur grasse & onctueuse, & environnée d'une petite capsule membraneuse. La moitié inférieure qui est la plus grande, est inégale, & donne attache au plus fort des tendons du corps humain ; c'est le tendon d'Achille. Elle donne aussi insertion au tendon du muscle plantaire. La tubérosité est appelée, tubérosité du calcaneum.

La face supérieure du calcaneum est grande & couverte de différentes facettes, dont les unes sont articulaires, & les autres inégales. Les cantons de la face supérieure qui ne servent point aux articulations du calcaneum, sont tous couverts d'une même surface inégale qui donne attache à plusieurs fibres ligamenteuses. Des facettes articulaires que l'on remarque sur la totalité de la face supérieure du calcaneum, une se distingue aisément des deux autres par sa grandeur

& sa situation ; elle est plus reculée vers l'extrémité postérieure ; elle est très-grande, un peu convexe, & tournée obliquement en devant ; elle s'articule avec la grande face articulaire inférieure de l'astragal. Les deux autres facettes articulaires sont placées devant la grande ; elles sont séparées l'une de l'autre postérieurement par un enfoncement ; elles s'articulent avec les facettes inférieures que nous avons observées sous la tête de l'astragal. Les facettes antérieures sont séparées de la grande facette postérieure par des enfoncemens considérables, qui donnent insertion à des fibres ligamenteuses qui affermissent l'union du calcaneum avec l'astragal.

La face inférieure du calcaneum est toute inégale ; elle s'étend uniformément depuis la tubérosité ou extrémité postérieure jusqu'à l'extrémité antérieure ; ses inégalités donnent insertion à plusieurs fibres ligamenteuses, & à des fibres musculeuses : postérieurement elle se partage en deux éminences ou tubérosités, l'une externe, & l'autre interne. L'aponévrose plantaire s'attache aux deux tubérosités ; mais la tubérosité interne, outre qu'elle donne attache à l'aponévrose plantaire, donne aussi naissance au muscle court fléchisseur des doigts ou orteils.

La face latérale externe est toute inégale, & s'étend suivant toute la longueur
de l'os ; elle donne attache à plusieurs
fibres ligamenteuses ; elle est un peu convexe : antérieurement on y remarque
assez souvent une petite tubérosité revêtue
d'une facette cartilagineuse pour le passage du tendon du long péronier.

La face latérale interne est moins inégale ; elle est concave & creusée par une
ample sinuosité qui donne passage aux
tendons du jambier postérieur du long
fléchisseur du pouce & du muscle profond ;
elle donne aussi passage au nerf jambier
postérieur, à l'artère tybiale postérieure,
& aux veines satellites de cette artère. A
la partie supérieure se trouve une éminence qui fait une saillie considérable,
sous laquelle on remarque une petite
gouttière lisse & polie, par laquelle
glisse le tendon du jambier postérieur. On
peut appeler cette éminence, l'épine du
calcaneum. Cette épine donne aussi naissance à un muscle appelé l'accessoire du
profond, ou la masse carrée du pied,
massa quadrata pedis, pour me servir du
langage des Anatomistes. Elle porte supérieurement la plus petite des trois facettes
articulaires, que j'ai décrites en parlant
de la face supérieure.

Le calcaneum est articulé avec deux os,

qui font l'aftragal , & l'os cuboïde. Il eft
articulé avec l'aftragal par les trois facettes
articulaires , que nous avons remarquées
dans fa face fupérieure ; avec l'os cuboïde
par la face articulaire arrondie de fon
extrémité antérieure. La fubftance du
calcaneum eft en partie cellulaire, & en
partie compacte ; je l'ai trouvée très-
molle dans bien des perfonnes : chofe
affez étonnante dans un os qui eft la bafe
& le foutien de toute la machine.

L'ufage du calcaneum eft de fervir de
bafe au corps humain , de fervir de levier
de la feconde efpèce aux mufcles extenfeurs du pied ; de donner infertion à plufieurs ligamens, par lefquels il eft uni avec
les os voifins , au ligament mufculaire
qui donne attache aux plus longues fibres
du mufcle thénar , au ligament métatar-
fien , à l'aponévrofe plantaire. Il donne
auffi infertion à plufieurs mufcles , tels
que les gemeaux, le folaire, & le plantaire ; au mufcle fublime ou perforé ; au
mufcle acceffoire du perforant ou profond ; à la longue tête du mufcle thénar ;
au mufcle court extenfeur des doigts. Il
tranfmet plufieurs tendons , nerfs &
vaiffeaux , à la plante du pied ; il les pro-
tège dans leur paffage , en les mettant à
l'abri de toute compreffion.

Il donne infertion aux ligamens qui affermiſſent ſes articulations avec l'aſtragal, par ces ſurfaces inégales que nous avons obſervées ſur ſa face ſupérieure, & par ſes faces latérales ; à ceux qui le lient à l'os cuboïde, par le contour de ſon extrémité antérieure ; au ligament muſculaire de la longue tête du thénar, par la partie élevée de la ſinuoſité ; au ligament métatarſien, par le bout de ſa face latérale externe ; à l'aponévroſe plantaire, par les deux tubéroſités de ſa face inférieure.

Il donne inſertion aux gemeaux, au ſolaire & au plantaire, par la moitié inférieure & inégale de ſa grande tubéroſité ; au court fléchiſſeur des doigts, au perforé, par la tubéroſité interne de ſa face inférieure ; à la longue tête du muſcle thénar, par le haut de ſa ſinuoſité ; au court extenſeur des doigts, par la partie ſupérieure du contour de ſon extrémité antérieure.

Pour placer le calcaneum dans ſa ſituation, & pour diſtinguer le calcaneum du côté droit du calcaneum du côté gauche, il faut placer en deſſus la face dans laquelle ſont pratiquées trois facettes articulaires ; il faut mettre en devant la plus petite des extrémités, & la ſinuoſité en dedans, c'eſt-à-dire, vers l'autre pied.

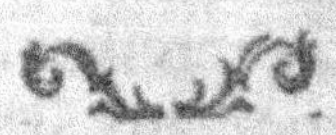

CHAPITRE XIV.

Ligamens du Calcaneum.

PREMIEREMENT, le calcaneum est assujetti avec la malléole interne, par le ligament latéral interne & postérieur de cette malléole : il est lié en même-temps avec l'astragal, par le ligament malléolaire interne & moyen ; mais il est lié en outre, par plusieurs plans ligamenteux, à l'os scaphoïde & à l'os cuboïde.

Il est lié à l'os scaphoïde, par une portion de ce ligament que nous avons dit être attaché d'une part à la partie latérale interne du col de l'astragal, & se termine d'autre part à l'épine de calcaneum. Il est encore lié à l'os scaphoïde, par un ligament qui naît de son bord inférieur ou de sa base un peu antérieurement, & s'attache à la partie inférieure du contour de l'astragal. Il est encore lié à l'os scaphoïde, par un ligament qui naît antérieurement du bord interne du calcaneum, & se termine à la partie voisine de l'os scaphoïde.

Le calcaneum est assujetti dans son union avec l'os cuboïde, par plusieurs trousseaux ligamenteux qui naissent de cet enfoncement que nous avons observé sur la face supérieure du calcaneum, & se terminent sur l'angle voisin de l'os cuboïde.

Secondement, par un ligament qui s'insère d'une part à la partie latérale externe de l'extrémité du calcaneum, & s'insère sur le bord supérieur & externe de l'os cuboïde.

Troisièmement, par un ligament qui est attaché d'une part à la partie latérale externe de l'extrémité antérieure du calcaneum, plus inférieurement que le précédent, & se termine au côté latéral externe de l'os cuboïde, & un peu inférieurement.

Quatrièmement, par un ligament un peu large, qui est attaché d'une part à la partie inférieure du calcaneum, & se termine sur le bord inférieur de l'os cuboïde & à son éminence oblique.

Cinquièmement, par un autre ligament intérieur, qui naît plus en dedans que le précédent, & qui tapisse le bas de la sinuosité du calcaneum, & se termine à l'angle voisin de l'os cuboïde.

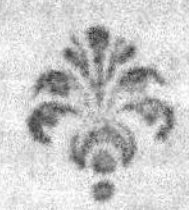

CHAPITRE

CHAPITRE XV.

Du troisième Os du Tarse, appelé Os Naviculaire.

L'os naviculaire ou scaphoïde est situé au côté interne du pied. Il a quelque ressemblance à un bateau ; c'est de cette ressemblance qu'il tire sa dénomination. Nous y distinguerons deux faces, deux bords ou côtés, & deux extrémités. Des deux faces, l'une est antérieure, l'autre postérieure ; des deux bords, l'un est supérieur, & l'autre inférieur ; des deux extrémités, l'une est interne, l'autre est externe.

La face antérieure est convexe, lisse & polie, toute articulaire : elle est partagée en trois facettes, par deux petites lignes superficielles : de ces trois facettes, une est interne, une est moyenne, la troisième est externe ; elles sont toutes trois arrangées presque sur un même plan vertical. La premiere est articulée avec le grand os cunéiforme, celle du milieu est articulée avec le petit os cunéiforme, la troisième avec l'os cunéiforme moyen. La face postérieure est concave : elle tapisse le creux ou la cavité de l'os ; elle reçoit dans sa cavité la tête de l'astragal.

Des deux bords le supérieur est le plus large de beaucoup ; il fait partie de la convexité du pied ; sa surface est toute inégale. Elle donne attache à plusieurs fibres ligamenteuses qui affermissent son union aux os voisins : le bord inférieur est aussi inégal, il est plus court que le supérieur ; on y remarque quelquefois deux éminences superficielles, séparées par un petit enfoncement ; il donne attache à plusieurs fibres ligamenteuses qui maintiennent cet os dans son union avec les os voisins. De ses extrémités l'externe est la plus inégale : elle se termine par une tubérosité à laquelle s'insère le tendon du muscle jambier antérieur. L'extrémité externe est plus arrondie ; l'on y remarque une petite facette articulaire par laquelle cet os est uni avec l'os cuboïde.

L'os naviculaire est articulé avec cinq os, qui sont l'astragal, le grand, le moyen & le petit os cunéiforme, & l'os cuboïde : il est articulé avec l'astragal, par sa face concave ou postérieure ; avec les trois os cunéiformes, par les trois facettes de sa face antérieure ; avec l'os cuboïde, par la petite facette de son extrémité externe.

La substance de l'os naviculaire est la

même que celle des autres os du tarse.

Son usage est de former partie du dos de la plante & du côté interne du pied, de donner insertion aux ligamens très-courts, qui l'unissent aux os voisins, tels que les os cunéiformes, l'astragal & l'os cuboïde ; au ligament annulaire de la convexité du pied, au tendon du muscle jambier antérieur ; il donne attache aux fibres ligamenteuses qui le maintiennent dans ses articulations avec les os voisins, par ses deux bords & par ses extrémités ; au ligament annulaire du dessus du pied, par son bord supérieur & son extrémité interne ; au tendon du muscle jambier antérieur, par la tubérosité de son extrémité interne.

Pour placer l'os naviculaire dans sa situation, & pour distinguer l'os naviculaire du pied droit de l'os naviculaire du pied gauche, il faut placer en arrière sa face concave, en dessus son bord du côté le plus large, & celle de ses extrémités qui se termine par une tubérosité doit être placée en dedans.

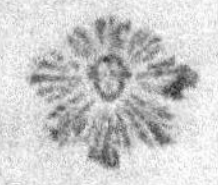

CHAPITRE XVI.

Ligamens de l'Os Naviculaire.

J'AI déja décrit les ligamens qui affujettiſſent l'os naviculaire ou ſcaphoïde dans ſon union avec l'aſtragal ; de plus, j'ai indiqué quelques fibres ligamenteuſes qui l'attachent au calcaneum : je vais maintenant parler des ligamens qui le maintiennent dans ſes articulations avec les trois os cunéiformes, & avec l'os cuboïde.

L'os naviculaire eſt lié à l'os cuboïde, & avec tous les os cunéiformes, extérieurement, c'eſt-à-dire, du côté de l'os cuboïde, par un ligament qui naît du contour d'une petite facette par laquelle cet os touche l'os cuboïde ; & ce ligament ſe termine à l'angle voiſin de cet os.

Supérieurement, trois ligamens très-courts naiſſent du bord ſupérieur de l'os naviculaire, & ſe terminent ſupérieurement aux bords voiſins des trois os cunéiformes. Intérieurement, il eſt encore uni au grand os cunéiforme, par un ligament qui naît de la partie antérieure de ſa tubérosité , & se termine sur la convexité interne du grand os cunéiforme.

L'os scaphoïde est encore uni inférieurement avec le petit os cunéiforme, & avec l'os cunéiforme moyen, par deux ligamens inférieurs qui sont attachés par leurs extrémités postérieures au bord inférieur de l'os naviculaire, & par leurs extrémités antérieures , aux bords inférieurs des os cunéiformes. Il est attaché par un troisième ligament inférieur au grand os cunéiforme ; ce ligament est double , il s'insère d'une part à la tubérosité de l'os naviculaire, & d'autre part , à la base du grand os cunéiforme.

Il est encore attaché à l'os cuboïde , par un ligament tranfversal inférieur : ce ligament s'insère d'une part à l'angle inférieur & interne de l'os cuboïde, & d'autre part , au bord inférieur de l'os naviculaire.

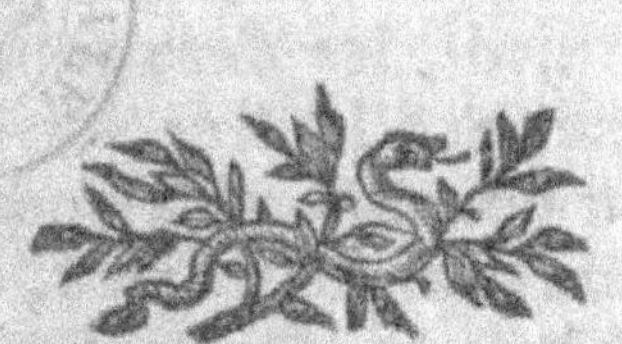

CHAPITRE XVII.

Du quatrième Os du Tarse, appelé le grand Os Cunéiforme.

LE grand os cunéiforme est situé au côté interne du pied, entre l'os naviculaire & le grand os du métatarse ; on le nomme cunéiforme, ainsi que les deux os suivants, parce qu'il est un peu aigu par une de ses extrémités, & que par son extrémité opposée, il a une épaisseur assez considérable, à-peu-près comme les deux extrémités d'un coin ; mais il ne ressemble pas si exactement à cet instrument que les deux os suivants : sa situation est même opposée à la leur, car l'os que nous décrivons présente son tranchant vers la convexité du pied, les deux autres au contraire présentent le leur vers la concavité. Celui que nous décrivons a sa base tournée vers la plante du pied, elle en fait partie. La base des deux autres os cunéiformes fait partie de la convexité du pied, étant plus grands que les deux autres os cunéiformes ; on l'a appelé grand os cunéiforme, afin qu'en apprenant son nom, on

apprît en même-temps le principal caractère qui le diftingue des autres.

Nous diftinguerons dans le grand os cunéiforme , quatre faces & deux extrémités : des faces, l'une eft antérieure , l'autre poftérieure , les deux autres font latérales. Des extrémités , l'une eft fupérieure , & peut être appelée la pointe de
l'os cunéiforme ou fon tranchant ; l'autre
eft inférieure, & peut être appelée la bafe
ou la tête du coin.

Sa face antérieure eft articulaire, c'eft
la plus grande des faces articulaires de cet
os ; elle eft oblongue , un peu ovale : elle
eft légèrement convexe, très-liffe & très-
polie, elle eft articulée avec la bafe du
grand os du métatarfe. La face poftérieure
eft arrondie, plus courte que l'antérieure ,
toute articulaire , toute liffe & polie comme elle ; mais légèrement concave. Des
deux faces latérales, l'une eft latérale externe , l'autre eft latérale interne : celle-
ci eft la plus grande , elle eft convexe ;
elle fait partie du bord interne du pied ,
& s'étend jufques fur la convexité du
pied ; elle eft toute inégale , & elle
donne attache à bien des fibres ligamenteufes.

La face latérale externe eft prefque
droite , un peu concave ; elle eft inégale
& raboteufe dans prefque toute fon éten-

E iv

due, pour donner attache à des fibres ligamenteuses très-courtes qui la lient avec la face latérale interne du second os cunéiforme. Elle se termine en haut & en devant par une facette articulaire presque demi-circulaire ou recourbée, qui règne le long du tranchant ou de l'extrémité supérieure de cet os ; par cette facette recourbée, le grand os cunéiforme est articulé avec une pareille facette que celle que nous observerons sur la face latérale interne du second os cunéiforme, & avec la base de l'os du métatarse : l'extrémité inférieure de l'os est convexe, beaucoup plus grosse que la supérieure ; elle fait partie de la plante du pied ; sa surface est inégale & donne attache à plusieurs fibres ligamenteuses, & au tendon du muscle long péronier. Son extrémité supérieure, ou tranchant, est taillée obliquement, comme un coin dont on auroit coupé un des angles : la pointe du coin est antérieure ; cette extrémité se trouve sur la convexité du pied, elle en fait partie, & elle est articulée avec le second os cunéiforme par la facette recourbée que nous avons observée dans la face latérale externe.

Le grand os cunéiforme est articulé avec quatre os qui sont l'os naviculaire, le grand ou premier os du métatarse, avec

le second os du métatarse, & avec le second os cunéiforme. Il est articulé avec
l'os naviculaire, par sa face postérieure ;
avec la base du grand os du métatarse,
par sa face antérieure ; avec la base du second os du métatarse, par une petite partie de la facette recourbée que nous avons
observée sur sa face latérale externe ; avec
le second os cunéiforme, par la plus grande
partie de cette facette recourbée.

Sa substance est la même que celle des
autres os du tarse ; son usage est de former
une partie considérable du bord interne du
pied, de donner attache aux fibres ligamenteuses qui le lient aux os voisins, de
soutenir le grand os du métatarse, de donner insertion au tendon du long péronier
& au court fléchisseur du pouce.

Il forme une grande partie du côté interne du pied par sa face interne, de la
convexité du pied par sa pointe ou son
bord tranchant, de la plante du pied par sa
base.

Il donne insertion aux fibres qui l'attachent aux os voisins, par ses deux faces
latérales, & par sa base. Il donne insertion
au court fléchisseur du pouce, par la face
interne & par la partie interne de sa base.
Il donne attache au tendon du long péronier, par sa base. Pour placer le grand os
cunéiforme dans sa situation naturelle, &

E v

pour diftinguer le grand os cunéiforme du pied droit du grand os cunéiforme du pied gauche, *& vice verfâ*, il faut placer en devant la plus grande des faces articulaires, il faut que la bafe foit en bas, & que la face latérale convexe & inégale foit en dedans.

CHAPITRE XVIII.

Du cinquième Os du Tarfe, ou du petit Os Cunéiforme.

LE petit os cunéiforme eft fitué entre le grand que nous venons de décrire, & entre le moyen que nous décrirons après celui-ci ; d'un autre part, c'eft-à-dire, de devant en arrière, il eft fitué entre le fecond os du métatarfe, & entre l'os naviculaire. Il reffemble exactement à un coin & par fa figure, & parce qu'il eft enclavé entre les os voifins. La bafe de ce coin regarde la convexité du pied, la pointe eft tournée vers la plante du pied, & en fait partie.

Nous diftinguerons dans cet os, quatre faces & deux extrémités : des faces, l'une eft antérieure, l'autre poftérieure ; les deux autres sont latérales. Des extrémités, l'une est supérieure, & est appelée la base ou la tête de cet os : l'autre est inférieure & est appelée la pointe ou le tranchant du coin. La face antérieure est lisse & polie : elle descend verticalement & s'étend sur toute la longueur de l'os, depuis la base jusqu'à la pointe ; elle est, ce me semble, un peu plus longue que la postérieure. Elle est articulée avec la base du second os du métatarse ; la face postérieure est droite & toute articulaire, elle est triangulaire, ainsi que l'extérieure ; elle en diffère peu, elle est un peu plus courte ; elle est articulée avec la seconde facette de la face antérieure de l'os naviculaire.

Des deux faces latérales, l'une est interne, l'autre externe : la face latérale interne porte supérieurement une facette recourbée, par laquelle elle est articulée avec la facette recourbée que nous avons observée sur la face latérale externe du grand os cunéiforme. Dans tout le reste de son étendue, la face latérale interne du petit os cunéiforme est inégale, & donne attache à des fibres ligamenteuses très-courtes, qui l'unissent avec la face latérale externe du grand os cunéiforme.

La face latérale externe du petit os cunéiforme porte deux facettes articulaires, par lesquelles elle est articulée avec la

E vj

face latérale interne du troisième os cunéiforme. Elle est inégale dans tout le reste de son étendue, pour l'attache des fibres ligamenteuses très - courtes qui maintiennent cet os dans son union avec le dernier os cunéiforme. L'une & l'autre face latérale s'étend sur toute la longeur de l'os, depuis la base jusqu'à la pointe : on y remarque quelques petits enfoncemens dans lesquels s'implantent les extrémités de quelques fibres ligementeuses.

L'extrémité supérieure, la tête ou la base de l'os cunéiforme est quarrée : sa surface est inégale, & donne attache aux ligamens qui lient cet os avec les os voisins ; elle fait partie de la convexité du pied. L'extrémité inférieure est pointue ou tranchante, elle est inégale, & fait partie de la plante du pied.

Le petit os cunéiforme est articulé avec quatre os, qui sont l'os naviculaire, le second os du métatarse, le grand os cunéiforme, & l'os cunéiforme moyen. Il est articulé avec l'os naviculaire, par sa face postérieure ; avec le second os du métatarse, par sa face antérieure ; avec le grand os cunéiforme, par sa face latérale interne ; avec l'os cunéiforme moyen, par les deux facettes articulaires de sa face latérale externe.

Sa substance est la même que celle des

autres os du tarse ; son usage est de former partie du dos & de la plante du pied ; de soutenir le second os du métatarse ; de donner insertion aux fibres ligamenteuses qui l'attachent avec l'os naviculaire ; à celles qui l'attachent avec le second os du métatarse ; à celles qui le lient au grand os cunéiforme ; à celles qui l'attachent à l'os cunéiforme moyen.

Le petit os cunéiforme fait partie de la convexité du pied, par sa tête ou sa base ; il fait une très-petite partie de la plante du pied, par sa pointe ou son tranchant ; il donne attache aux ligamens courts qui l'unissent à l'os naviculaire, par le bord de sa base, & par celui de sa pointe qui est contigu à l'os naviculaire ; aux ligamens qui le lient à la base du second os du métatarse, par les bords de sa base & de sa pointe qui sont contigus à la base du second os du métatarse ; il donne attache aux ligamens qui l'unissent au grand os cunéiforme, par la portion non-articulaire de sa face latérale interne, & par le bord de sa base qui est contigu à la pointe du grand os cunéiforme ; il donne attache aux ligamens qui le lient avec le dernier os cunéiforme, par la portion non-articulaire de sa face latérale externe, & par le bord de sa pointe & de sa base qui est contigu au dernier os cunéiforme.

Pour placer le petit os cunéiforme dans
sa situation naturelle, & pour le distinguer
de son pareil, c'est-à-dire de celui du pied
opposé, il faut placer en devant celle des
deux grandes faces articulaires qui m'a
semblé la plus longue ; il faut mettre la
base ou la tête de l'os en haut ; il faut encore que celle des deux faces latérales qui
a deux empreintes articulaires, soit placée
en dehors.

CHAPITRE XIX.

Du sixième Os du Tarse, appelé Os Cunéiforme moyen.

L'os cunéiforme moyen est enclavé entre le petit os cunéiforme & entre l'os cuboïde, & entre le troisième os du métatarse & l'os naviculaire ; il est plus grand
que celui que nous venons de décrire, &
plus petit que le grand os cunéiforme.
C'est donc avec raison qu'il est nommé
os cunéiforme moyen, ayant d'ailleurs la
figure & la situation d'un coin enclavé
entre plusieurs autres pièces osseuses. Si
dans la dénomination qu'on a donnée aux
os cunéiformes l'on n'avoit eu égard qu'à

la situation, on auroit nommé os cunéiforme moyen celui que nous avons appelé
le petit os cunéiforme ; & l'os cunéiforme moyen que nous décrivons maintenant
auroit été nommé le troisième ou dernier
os cunéiforme.

L'os cunéiforme moyen, ainsi que le
petit que je viens de décrire, étant environnés depuis leur base jusqu'à leur pointe
de différens os voisins, cachent leurs facettes si exactement, que pour se former
une juste idée de leur structure, & pour
comprendre le détail que nous en donnons, il faut ôter ces os de leur situation,
les tourner & retourner plusieurs fois, les
mettre dans leur place, les joindre avec
les os voisins, les en séparer, les rejoin-
dre, examiner chaque face séparément, &
les comparer les unes avec les autres,
examiner leurs facettes & leurs surfaces
raboteuses.

Ce que je dis ici doit s'entendre de presque tous les os du corps humain, & principalement de ceux des mains, des verte-
bres, des pieds & de la tête. Ceux qui
auront assez de zèle pour suivre cet avis à
la lettre, tireront, j'ose les en assurer,
quelque utilité de cet ouvrage ; c'est à la
critique & au jugement de ceux-là seulement que je le soumets : je respecterai leurs
décisions & corrigerai les fautes qu'ils vou-

dront bien me faire connoître. Il ne se peut guères qu'il ne s'en trouve dans des détails poussés un peu loin.

L'os cunéiforme moyen a deux extrémités & quatre faces. Des extrémités, la supérieure est la plus grande : c'est la tête ou la base de cet os ; sa surface est inégale ; elle est quarrée, & elle donne attache à plusieurs fibres ligamenteuses. Elle fait partie de la convexité du pied : l'extrémité inférieure est plus petite : elle est moins aiguë ou tranchante que l'extrémité inférieure du petit os cunéiforme ; elle donne, ainsi que la supérieure, attache à plusieurs fibres ligamenteuses, c'est pourquoi sa surface est inégale ; elle fait partie de la plante du pied. Des faces, l'une est antérieure, l'autre est postérieure ; les deux autres sont latérales.

La face antérieure est oblongue, presque quarrée, elle est toute articulaire, & parconséquent très-lisse & très-polie ; elle est articulée avec la base du troisième os du métatarse.

La face postérieure est toute articulaire, ainsi que la précédente ; elle est arrondie, un peu moins grande que l'antérieure ; elle est articulée avec la troisième facette de la grande face antérieure de l'os naviculaire.

La face latérale interne porte deux fa-

cettes articulaires, par lefquelles elle eſt
unie avec la face latérale externe du petit
os cunéiforme, & avec la face latérale
externe de la baſe du ſecond os du métatarſe; du reſte, elle eſt inégale; elle a de
petits enfoncemens, dans leſquels s'implantent les extrémités des ligamens latéraux de cet os.

La face latérale externe ne préſente
qu'une facette articulaire aſſez grande,
arrondie, par laquelle elle eſt articulée
avec la face latérale interne de l'os cuboïde: dans le reſte de ſon étendue elle eſt
inégale, & partagée par de petits enfoncemens en forme de crénelures, dans leſquels s'implantent les extrémités des ligamens latéraux.

L'os cunéiforme moyen eſt articulé avec
cinq os, qui ſont le ſecond & le troiſième
os du métatarſe, l'os naviculaire, le petit
os cunéiforme, & le grand os cunéiforme.
Il eſt articulé avec la baſe du troiſième os
du métatarſe, par ſa face antérieure; avec
l'os naviculaire, par ſa face poſtérieure;
avec le petit os cunéiforme, & avec la
face latérale externe de la baſe du ſecond
os du métatarſe, par ſa face latérale interne; avec l'os cuboïde, par ſa face latérale externe.

Sa ſubſtance ne diffère en rien de celle
des autres os du tarſe.

L'usage de l'os cunéiforme moyen est de soutenir le troisième os du métatarse, de former partie de la convexité & de la plante du pied : de donner attache aux ligamens courts qui le lient avec la base du troisième os du métatarse, à ceux qui l'attachent à l'os naviculaire; à ceux de son union avec le petit os cunéiforme, à ceux de son union avec l'os cuboïde.

L'os cunéiforme moyen forme une partie de la convexité du pied, par sa base ; il fait partie de la concavité ou de la plante du pied, par son extrémité inférieure ; il donne attache aux fibres ligamenteuses qui le lient à l'os naviculaire par le bord postérieur de sa base & de son extrémité inférieure. A celles qui le lient au troisième os du métatarse, par le bord antérieur de sa base & de son extrémité inférieure ; à celles qui affermissent son union avec le petit os cunéiforme, par le côté interne de sa base, & par la partie non-articulaire de sa face latérale interne ; à celles qui l'assujettissent dans son union avec l'os cuboïde, par le bord latéral externe de sa base & de sa pointe, & par la portion non-articulaire de sa face latérale externe.

Pour placer l'os cunéiforme moyen dans sa situation naturelle, & pour distinguer l'os cunéiforme moyen du côté droit de

l'os cunéiforme moyen du pied gauche,
il faut placer la base en dessus, la plus
grande des faces articulaires en devant,
& en dehors celle des deux faces latérales
qui n'aura qu'une empreinte ou facette articulaire.

J'ai indiqué, en décrivant les ligamens
de l'os scaphoïde & de l'os cuboïde, une
partie des ligamens qui affermissent dans
leurs unions les trois os cunéiformes ; il
me reste à décrire ceux qui unissent ces
os entre eux & avec les os du métatarse.

Les trois os cunéiformes sont liés eu-
tr'eux, du côté de la convexité du pied,
par plusieurs plans ligamenteux qui naissent
des bords de leurs faces supérieures, & se
terminent dans les bords voisins de ces os.
Ils sont encore unis, du côté de la plante
du pied, par des ligamens plus forts que
les précédens ; les uns sont attachés à la
base du grand os, s'insèrent à la pointe du
petit os cunéiforme ; d'autres naissent de
la pointe du petit os cunéiforme, & s'insèrent à la pointe de l'os cunéiforme
moyen ; d'autres enfin naissent de la pointe
de l'os cunéiforme moyen, & s'insèrent
sur la face inférieure de l'os cuboïde.

Ces différens ligamens sont très-courts,
& confondent leurs fibres avec celles des
ligamens des os du métatarse.

Le grand os cunéiforme eſt joint en deſſus, en deſſous, & inférieurement, à la baſe du premier os du métatarſe, par des fibres ligamenteuſes très-multipliées qui s'attachent à tout le contour de la baſe du premier os du métatarſe.

Les fibres les plus inférieures de ce ligament, qui eſt preſque circulaire, ſont les plus fortes & les plus nombreuſes; elles ſe partagent en un double plan.

Le grand os cunéiforme eſt encore attaché à la baſe du ſecond os, ou métatarſe, par un ligament inférieur particulier.

Trois autres ligamens très-marqués, attachent encore le grand os cunéiforme avec le ſecond, le troiſième & le quatrième os du métatarſe. Ces trois ligamens ſont obliques, plus ou moins à raiſon du différent éloignement des os auxquels ils ſe terminent. Ils ſont attachés, par leur extrémité interne, à la baſe du grand os cunéiforme, & par leurs extrémités antérieures & externes, à la partie inférieure de la baſe du ſecond, du troiſième & du quatrième os du métatarſe.

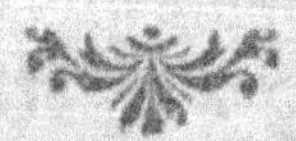

CHAPITRE XX.

Du septième & dernier Os du Tarse, appelé Os Cuboïde.

L'os cuboïde, ainsi nommé par beaucoup de ressemblance qu'il a aux corps cubiques ou carrés en tous sens, est situé à la partie latérale interne & moyenne du pied. Il ne faut pas inférer de ce qu'il est nommé cuboïde, qu'il soit exactement quarré en tous sens; il s'en faut beaucoup: il faut seulement en conclure, qu'il approche plus de la forme cubique que de toute autre.

Nous distinguerons six faces dans l'os cuboïde, dont deux sont totalement articulaires; la troisième n'est articulaire qu'en partie; les trois autres sont inégales. De ces six faces, l'une est antérieure, l'autre postérieure; la troisième & la quatrième sont latérales, la cinquième est supérieure; la sixième est inférieure.

La face antérieure est toute articulaire, & par conséquent très-lisse & très-polie; elle est articulée avec la base du quatrième os du métatarse, & avec celle du cinquième os du métatarse. On trouve quelquefois sur cette face, une petite trace très-superficielle, & à peine sensible, qui la partage comme en deux portions ou moitiés. Sur l'une des moitiés est appuyée la base du quatrième os du métatarse; sur l'autre moitié est appuyée la base du cinquième os. La face postérieure est aussi toute articulaire, arrondie par son contour, très-lisse & très-polie; elle est articulée avec l'extrémité antérieure du calcaneum. La section ou la direction de cette face est un peu oblique, parce que l'os cuboïde dans sa totalité est moins long de beaucoup par son côté ou sa face externe, que par son côté ou sa face latérale interne.

Des deux faces latérales, l'une est interne, l'autre externe. La face latérale interne est la plus longue des deux; elle présente une facette articulaire assez considérable : cette facette est arrondie, & est articulée avec la face latérale externe de l'os cunéiforme moyen. La face latérale interne, dans le reste de son étendue, est inégale, & donne attache aux ligamens latéraux qui l'assujettissent dans son union avec l'os cunéiforme moyen. La face latérale externe est très-courte, c'est la plus courte des six faces; elle est toute inégale, & présente un bord arrondi; on pourroit même, à plus juste titre, l'appeler le bord externe de l'os, que lui donner le nom de face. Sur le milieu de cette face commence une éminence, qui passe en travers sur la face inférieure, & dont nous parlerons ci-après.

La face supérieure est grande, convexe; sa surface est un peu inégale, & donne attache à plusieurs fibres ligamenteuses; elle fait une partie considérable de la convexité du pied. La face inférieure est grande, ainsi que la supérieure; sa surface est moins régulière; elle est comme partagée en deux moitiés par une éminence arrondie qui la divise en travers & un peu obliquement, & devant laquelle il y a, sur-tout dans le frais, une gouttière ou sinuosité qui donne passage au tendon du long péronier. L'éminence donne attache aux fibres, en partie tendineuses, en partie ligamenteuses, qui forment une gaîne au tendon, & donnent attache à plusieurs fibres musculeuses du thénar & de l'anti-thénar. La face supérieure ni l'inférieure ne font point exactement carrées, parce que, ainsi que nous l'avons déja dit, l'os cuboïde est beaucoup plus court par sa partie ou bord externe, que par sa face latérale interne. Sur l'angle formé par la face postérieure & par la face latérale interne, il y a une petite facette articulaire, par laquelle l'os cuboïde touche l'os naviculaire.

L'os cuboïde est articulé avec cinq os, qui sont le quairième & le cinquième os du métatarse, le calcaneum, l'os cunéiforme moyen, & l'os naviculaire. Il est articulé avec le quatrième & le cinquième os du métatarse, par sa face antérieure, axec l'os calcaneum, par sa face postérieure ; avec l'os cunéiforme par la grande facette articulaire arrondie de sa face latérale interne ; avec l'os naviculaire, par une petite facette placée postérieurement sur la face latérale interne.

La substance de l'os cuboïde ne diffère en rien de celle des autres os du tarse ; son usage est de soutenir le quatrième & le cinquième os du métatarse ; de former une partie considérable du dos & de la plante & du côté externe du pied ; de donner attache aux fibres aponévrotiques & ligamenteuses qui sont placées le long du bord externe du pied ; à celles qui le lient aux derniers os du métatarse ; à celles qui le lient à l'os cunéiforme moyen ; à celles qui l'attachent à l'os calcaneum ; aux fibres tendineuses & ligamenteuses de la gaîne du tendon du long péronier ; de former une gouttière oblique pour le passage de ce tendon ; de donner insertion au tendon du court péronier.

L'os cuboïde soutient le quatrième & le

le cinquième os du métatarse , par sa face antérieure ; il fait une partie considérable de la convexité du pied , par sa face supérieure ; il fait partie du côté externe du pied , par sa face latérale externe ; il donne attache aux fibres ligamenteuses & tendineuses , que l'on trouve répandues en grand nombre le long du bord externe du pied , par sa face latérale externe ; il donne attache aux fibres ligamenteuses qui fortifient son union avec les deux derniers os du métatarse , par le bord antérieur de sa face supérieure & de sa face inférieure ; à celles qui l'unissent avec le calcaneum , par le bord postérieur de sa face supérieure & de sa face inférieure ; à celles qui l'unissent avec l'os cunéiforme moyen , par sa face latérale interne , & par le bord latéral interne de sa face supérieure & de sa face inférieure ; il donne naissance aux fibres de la gaîne du tendon du péronier , & aux fibres du muscle thénar & du muscle anti-thénar , par l'éminence transversalement oblique de sa face inférieure ; il forme une gouttière dans laquelle glisse le tendon du long péronier , par sa face inférieure ; il donne insertion au tendon du court péronier , par sa face latérale externe.

Pour placer l'os cuboïde dans sa situation naturelle , & pour distinguer l'os cuboïde du côté droit, de l'os cuboïde du côté gauche, il faut placer en arrière celle des deux grandes faces articulaires qui sera la plus arrondie, & dont le plan sera le plus oblique ; il faut placer en bas la face que nous avons dit être coupée en travers par une éminence oblique ; il faut placer en dedans celle des deux faces latérales qui sera la plus grande, & qui portera deux facettes articulaires.

L'os cuboïde faisant une grande partie de la voûte osseuse du pied, il étoit nécessaire qu'il fût maintenu solidement dans ses unions avec les os voisins.

La Nature y a abondamment pourvu par la multiplicité & la force des ligamens qui attachent cet os aux autres os du tarse & à ceux du métatarse. J'ai déja indiqué ci-dessus les ligamens qui affermissent l'os cuboïde dans son union avec le calcaneum, & avec l'os naviculaire : il s'agit maintenant de parler de ceux qui le lient aux os cunéiformes, & aux os du métatarse. Il est assujetti supérieurement, inférieurement & extérieurement, avec le troisième os cunéiforme & avec les derniers os du métatarse, par des fibres courtes attachées à tout le contour de sa face articulaire antérieure.

Ces fibres sont très-multipliées sur le bord externe de l'os cuboïde ; elles y forment un ligament très-fort. Ce ligament est attaché par son extrémité postérieure au bord externe de l'os cuboïde, & par son extrémité antérieure à la tubérosité du dernier os du métatarse.

Quoique les os cunéiformes soient de différente longueur & grosseur, & que l'os cuboïde soit de beaucoup plus grand que chacun des os cunéiformes, ces quatre os sont cependant tellement unis les uns auprès des autres, qu'ils forment, par leurs faces antérieures, un plan uni & presque droit, sur lequel sont appuyées & reçues les bases des os du métatarse. Ainsi les quatre derniers os du tarse, que nous venons de décrire, sont à l'égard du métatarse, ce que les os de la seconde rangée du carpe sont aux os du métatarse; ils leur servent de base & de soutien. L'on pourroit même pousser cette analogie plus loin, & distinguer les os du tarse, comme ceux du carpe, en deux rangées, une postérieure, & une antérieure. La première rangée seroit formée par l'astragal, le calcaneum & l'os naviculaire; & la seconde, par les trois os cunéiformes, & par l'os cuboïde. Il faut cependant convenir que la situation de l'os naviculaire, qui est placé devant l'astragal dans la direction de la longueur du pied, & que le calcaneum, qui est situé sous

l'astragal , présentent une image très-dif-
férente de celle que présentent les os de
la première rangée du carpe : ce qu'il y a
de certain , c'est que l'analogie est assez
exacte quant aux fonctions ; elle l'est
même , à certains égards , dans la situation
des os cunéiformes & de l'os cuboïde.

Il suit de la structure & de l'union des
os du tarse , qu'on peut comparer le tout
qui en résulte , à une voûte , dont la convexité regarde en haut , & la concavité
en bas : le creux & la cavité de cette
voûte se trouvent considérablement aug-
mentés par la sinuosité du calcaneum. Pour
peu qu'on fasse réflexion à la structure , à
la situation de cet os , à la grandeur , à
la disposition de sa sinuosité , l'on conclura
facilement qu'il reçoit la ligne de gravité
de l'astragal & des os de la jambe ; qu'il
la transmet bientôt toute entière à la
terre , ou à tel plan solide que ce puisse
être , sur lequel nous nous appuyons avec
le talon ; ou qu'elle se partage sur lui
comme en deux parties , dont l'une est
transmise à la terre , l'autre à la partie antérieure du pied , par le moyen de l'os
cuboïde , qui est articulé , ainsi que nous
venons de le faire connoître , d'une part
avec le calcaneum , & d'autre part avec
les deux derniers os du métatarse. Nous
conclurons encore que la ligne de gravité,

transportée des os de la jambe à l'aftragal, se divife, pour ainfi dire, auffi en deux parties : car il ne faut pas croire que tout le poids du corps paffe de l'aftragal au calcaneum. L'aftragal communique bien la plus grande partie du fardeau dont il eft chargé, au calcaneum, à la faveur de la triple articulation qu'il forme avec lui ; mais il faut en même temps convenir qu'il en tranfmet une partie à l'os naviculaire, qui, ainfi que nous l'avons fait voir, eft articulé avec fon extrémité antérieure.

L'os naviculaire, chargé d'une partie du poids de notre corps, le tranfmet aux os cunéiformes, à la faveur de la triple articulation qu'il forme avec eux, & ceux-ci la communiquent aux trois premiers os du métatarfe. Il eft même des attitudes dans lefquelles l'aftragal ne communique rien au calcaneum du fardeau dont il eft chargé ; il le tranfmet tout à l'os naviculaire ; & celui-ci, par fes trois grandes facettes, le tranfporte aux trois os cunéiformes, & par la petite facette latérale de fon extrémité externe, à l'os cuboïde. Ces quatre derniers os, chargés du poids du corps, le tranfmettent aux cinq os du métatarfe, qui, comme nous l'avons fait voir, ont tous cinq leurs bafes appuyées fur les faces antérieures des os de la feconde rangée du tarfe. Cela arrive

toujours quand nous marchons fur la
pointe du pied ; mais quand nous marchons uniquement fur le talon , pour lors
l'aftragal ne communique rien à l'os naviculaire , ni par conféquent aux os du métatarfe , du fardeau dont il eft chargé ,
il le tranfmet tout entier au calcaneum ,
& alors le calcaneum reçoit lui feul la
ligne de gravité toute entière. Dans ce
dernier cas , le calcaneum ne doit point
être confidéré comme un levier; fon ufage
fe borne fimplement à être la bafe & l'appui de tout notre corps.

Mais quand la ligne de gravité fe tranf-
partage de façon qu'elle touche en partie
fur le calcaneum , & en partie fur le
devant du pied , alors le calcaneum fait
tout à la fois une double fonction , favoir,
celle de levier, & celle d'appui , ou du-
moins il exécute fes deux fonctions prefqu'en même temps. Quand au contraire
la ligne de gravité eft toute entière tranf-
portée à l'extrémité des os du métatarfe ,
ou par l'aftragal , ou par une inclination
de notre corps que nous portons en devant fans nous en appercevoir , alors le
calcaneum ne fait plus que la fonction
d'un levier , dont la longueur doit être
eftimée par celle du calcaneum , par celle
de l'os cuboïde , & par celle des os du
métatarfe : cela arrive toujours quand nous

courons vîte, ou quand nous voulons faire quelque saut en avant.

L'on voit assez clairement par ces réflexions, que tout le poids de notre corps tombe, quand nous sommes simplement debout, sur le sommet de la voûte du pied ; que de ce sommet, comme d'un point donné, il se partage sur toute la circonférence de la voûte, suivant toutes les lignes possibles que l'on peut conduire depuis le sommet du pied à tous les points de sa circonférence ; que par ce moyen il se trouve très-économiquement partagé entre toutes les pièces qui composent le pied, de la même façon que le poids des édifices construits sur des voûtes; & que par conséquent chaque partie du pied est soulagée par ses voisines, qui le sont elles-mêmes par celles qui les environnent. Par ce moyen, la Nature a prévenu les effets fâcheux qu'auroit produits la chûte d'un poids aussi considérable que celui de notre corps, si elle s'étoit faite sur un seul point.

Mais il étoit nécessaire que des nerfs, des artères, des veines, des tendons arrivassent à la plante du pied sans être meurtris par le fardeau de notre corps. Pour prévenir toute meurtrissure, & même toute compression, la Nature a creusé une sinuosité dans le calcaneum, qui, sans ôter à cet os l'important usage de recevoir le poids de notre corps & de faire la fonction d'un levier, met à l'abri de toute compression de la part d'un fardeau aussi grand, les nerfs, les tendons, les muscles & les vaisseaux. L'Etre qui nous a formés a porté encore plus loin sa prévoyance; il ne s'est pas borné à détourner seulement des parties molles le poids qui tombe des parties supérieures de notre corps; il a voulu aussi que les corps sur lesquels nous marchons ne pussent blesser la délicatesse des parties molles qui sont renfermées dans le creux de la voûte du pied. C'est dans cette vue sans doute que sa main industrieuse a tendu une forte bande ligamenteuse, & l'a fixée à presque tous les points du contour de la base de la voûte du pied : c'est l'aponévrose plantaire.

Pour que cette bande elle-même fût en état de protéger les parties dont elle est recouverte, sans courir aucun risque d'être offensée ou détruite, la même main qui l'a construite a pourvu à sa sûreté en la recouvrant d'une couche graisseuse, insensible, épaisse, dont les cellules ont une consistance dure & coriace, sans être susceptibles de douleurs; elle a recouvert cette espèce de coussin d'un cuir dur & calleux; telle est la peau de la plante du pied,

Les glandes articulaires des os du tarſe, du métatarſe, & celles des phalanges des doigts du pied, ſont preſque toutes placées entre les bords des lames cartilagineuſes, dont les facettes articulaires de ces os ſont recouvertes, & entre les attaches de la capſule articulaire de chacun d'eux. Il y en a cependant quelques-unes placées dans les petits enfoncemens des portions non-articulaires des facettes latérales de ces os; ces portions raboteuſes donnent, ainſi que je l'ai dit dans l'article des ligamens, attache à des fibres ligamenteuſes qui ſont preſque toutes très-courtes : ſur la naiſſance de ces fibres l'on découvre quelquefois de petits organes glanduleux & un peu de tiſſu cellulaire dont les cellules ſont plus ou moins remplies d'un ſuc adipeux.

La moëlle dans les os du tarſe eſt répandue dans les cavités des petites cellules dont ces os ſont compoſés; elle n'y eſt par conſéquent point ramaſſée en maſſe. Dans les os du métatarſe, on la trouve ramaſſée en maſſe dans la cavité longitudinale du corps de chacun de ces os : aſſez ſouvent on n'y en trouve preſque pas. Dans les extrémités, c'eſt-à-dire, dans les baſes & dans les têtes, elle eſt renfermée dans des aréoles cellulaires & réticulaires; ces aréoles ſont ouvertes preſque

de toutes parts , & par conséquent donnent toute liberté au suc médullaire de
tomber dans la grande cavité du corps de
chacun de ces os. Dans les premières phalanges , il se trouve dans leur partie
moyenne un peu de moëlle en masse ,
ainsi que dans les cavités des os longs ;
aux extrémités de ces os la moëlle est renfermée dans de petites cellules. Dans les
autres phalanges il n'y a pas de moëlle en
masse , toute leur substance étant spongieuse ; le suc médullaire y est renfermé
dans de petites cavités cellulaires.

CHAPITRE XXI.

De la seconde partie du Pied , ou du Métatarse.

LES os du métatarse sont cinq os longs,
chacun d'environ trois travers de pouce,
disposés à peu près de la même façon que
ceux du métacarpe. Ils sont donc couchés
presque parallèlement les uns auprès des
autres sur un plan presque horizontal , de
façon que par une de leurs extrémités , ils
regardent en devant , & par l'autre en arrière : ils laissent entre eux des espaces à
peu près semblables à ceux des barreaux

d'une grille : ces espaces font remplis par
des chairs. Le fecond, le troifième & le
quatrième os du métatarfe touchent par
leur bafe les deux os voifins. Les os du
métatarfe ne fe touchent pas immédiatement par leurs extrémités antérieures ;
mais ils fe touchent par leurs extrémités
poftérieures.

Le métatarfe, généralement pris, &
confidéré comme un affemblage régulier
de cinq os, préfente deux faces, deux
côtés & deux extrémités : des deux faces
l'une eft fupérieure & l'autre inférieure ;
des deux côtés, l'un eft interne, l'autre
eft externe ; des deux extrémités, l'une
eft antérieure & l'autre poftérieure.

La face fupérieure forme une convexité qui fait partie de la convexité
totale du pied ; la face inférieure forme
une concavité qui fait partie de la plante
du pied. Le métatarfe dans fon entier fait
tout le devant de la voûte du pied, &
une grande partie des deux flancs de cette
voûte ; la portion de la voûte du pied
formée par le métatarfe diffère de celle
qui forme le tarfe, en ce qu'elle eft bien
moins épaiffe, & en ce que les pièces
dont elle eft compofée font plus longues,
moins groffes, plus folides, & laiffent
entre elles des intervalles qui ne font remplis que par huit mufcles, appelés muf-

cles entr'osseux, dont quatre sont appelés
entr'osseux internes, & quatre entr'osseux externes. Le métatarse, ainsi que
nous l'avons dit, est appuyé par sa base
sur les faces antérieures de la seconde
rangée des os du tarse, & il soutient par
son extrémité antérieure les orteils.

Chaque os du métatarse étant placé
avec raison au nombre des os longs, nous
y distinguerons un corps & deux extrémités; des extrémités l'une est antérieure,
l'autre postérieure : l'extrémité antérieure
de chaque os du métatarse est une tête arrondie, un peu applatie sur les côtés.
Quatre éminences sont placées sur le contour de cette extrémité, & partagées par
quatre enfoncemens; des éminences, deux
sont supérieures & deux inférieures : les
inférieures sont obliques & plus saillantes
que les supérieures. Des cavités, ou enfoncemens qui séparent les éminences, l'une
est supérieure, & l'autre inférieure; les
deux autres sont latérales, c'est-à-dire,
qu'il y en a une de chaque côté de la tête.
Les deux éminences inférieures sont placées de chaque côté de la tête & inférieurement ; les deux éminences supérieures sont placées de chaque côté de
la tête & supérieurement : des deux
éminences supérieures, l'une peut être
appelée interne & l'autre externe : il en

est de même des inférieures. Des deux éminences inférieures, l'interne est ordinairement plus grande que l'externe, & cette différence est assez sensible & assez constante pour former un des trois caractères distinctifs, & à l'aide desquels on peut placer un os du métatarse quelconque dans sa situation.

Le corps de chaque os du métatarse présente une surface polie : nous y distinguerons deux faces & deux bords ; les deux faces sont placées latéralement suivant la longueur de l'os ; le plan de leur largeur est oblique. L'une de ces faces est interne, & l'autre externe ; des deux bords, l'un est supérieur, & l'autre inférieur. Le bord supérieur est convexe, & fait partie de la convexité totale du pied. Le bord inférieur est concave, il fait partie de la concavité du pied ; les deux faces donnent naissance aux muscles entr'osseux internes & externes. Chaque face forme assez souvent un enfoncement longitudinal, comme pour loger plus à l'aise le muscle entr'osseux, dont elle est recouverte ; les deux bords sont un peu plus épais vers les extrémités de chaque os du métatarse, que sur le milieu de l'os.

L'extrémité postérieure de chaque os du métatarse est plus grosse que l'anté-

rieure ; elle est appelée la base de l'os.
Nous y distinguerons cinq faces, dont
trois servent à articuler chaque os du mé-
tarse avec les os voisins : (il faut excepter
le dernier os du métatarse, qui n'a que
deux faces articulaires ;) les deux autres
faces de la base de chaque os du métatarse sont inégales, & donnent attache
aux ligamens.

Des trois faces articulaires, l'une est
postérieure, les deux autres sont latérales.
La face articulaire postérieure est la plus
grande des faces articulaires ; elle est placée sur un plan vertical ; elle est articulée
avec un des os de la seconde rangée du
tarse. Des faces latérales, l'une est interne, l'autre externe ; toute leur surface
n'est pas lisse & polie comme celle de la
face postérieure : ainsi les faces latérales
sont en partie inégales, & en partie lisses
& polies.

Des deux faces qui nous restent à décrire, l'une est supérieure, l'autre inférieure. La supérieure est la plus grande,
& fait partie de la convexité du pied.
L'inférieure, qui est la plus petite, est
arrondie, & fait partie de la concavité
du pied. La surface de la face supérieure
est inégale, & donne attache aux fibres
ligamenteuses qui affermissent l'union des
os du métatarse avec ceux de la seconde

rangée du tarse. Il en est de même de la face inférieure ; elle est toute couverte d'inégalités ; elle donne attache aux fibres ligamenteuses inférieures , qui sont les bases des os du métatarse avec les os de la seconde rangée du tarse.

La face postérieure & les faces latérales de chaque os du métatarse présentent des différences si considérables , que j'ai cru ne pouvoir me dispenser de décrire les bases de ces os les unes après les autres. Ce travail paroîtra sans doute ennuyeux , mais il est nécessaire. Ceux qui liront la description que je vais donner de chaque base des os du métatarse , & qui prendront la peine de la comparer avec le livre de la nature , c'est-à-dire , avec des os séparés , pourront , en jetant un coup d'œil sur la seule base d'un os du métatarse quelconque , le distinguer , & prononcer sûrement auquel de ces os appartiendra la base qu'ils examineront. Avant que nous acquérions une telle connoissance , nous pouvons conclure de ce qui a été dit des os du métatarse en général , que pour les mettre en situation , il faut que la base soit en arrière , que le bord concave du corps soit en bas , & que la plus saillante des éminences inférieures soit en dedans.

Cette idée générale , telle que je viens de la donner des os du métatarse , a paru

plus que suffisante à la plupart des Anatomistes ; mais je pense qu'elle ne l'est pas,
si on peut aller plus loin. Les plus petites
remarques peuvent nous conduire, quand
elles sont vraies & constantes, à des con-
séquences utiles : d'ailleurs, la sagesse &
l'industrie du Créateur ne brille pas moins
dans les petits objets que dans les grands.
Tout ce qui existe constamment, mérite
l'attention d'un Philosophe ; rien n'est petit à ses yeux ; il rougiroit de jetter un
regard dédaigneux sur des recherches qui
tendent à développer les plus petits res-
sorts dont le corps humain est composé.
A l'aide de ces remarques, qui paroîtront
des futilités à ceux qui veulent tout saisir
de la pointe de l'esprit, nous distinguerons
de manière à ne nous point tromper, quel
est le premier, le second, le troisième, le
quatrième os du métatarse.

CHAPITRE XXII.

Du premier Os du Métatarse.

LE premier des os du métatarse se distingue du premier coup d'œil par sa grandeur
beaucoup plus considérable que celle des

autres os du métatarse ; mais connoître simplement qu'il n'est pas un des quatre autres
os, n'est pas connoître ce qu'il est en effet : c'est pourquoi nous allons examiner
attentivement sa partie moyenne & ses
extrémités. Son extrémité antérieure est
plus grosse au moins des deux tiers que
l'extrémité antérieure des autres os du
métatarse ; elle présente comme elles dans
son contour quatre éminences, deux supérieures, & deux inférieures. Les deux
éminences supérieures, à la grosseur près
qui est plus considérable qu'aux éminences
supérieures des autres os, ne présentent
rien de particulier ; mais les deux inférieures ont une surface polie & articulaire,
sur laquelle sont appuyés les deux os sésamoïdes du gros orteil.

L'extrémité antérieure porte aussi quatre enfoncemens superficiels, & ces enfoncemens occupent les intervalles qui
séparent les quatre éminences : du reste,
la surface de l'extrémité antérieure du premier os du métatarse est arrondie en forme
de tête très-lisse & très-polie, & est articulée avec la base de la première phalange du pouce derrière les éminences ;
tout le contour de la tête est un peu inégal, & donne attache à la capsule de l'articulation de cet os avec la première phalange du gros doigt.

Le corps du premier os du métatarse est
arrondi, à mesure qu'il approche de l'extrémité antérieure, ou presque cylindrique : cette figure change, à mesure qu'on
le suit vers la base; ses sections deviennent
ovales ; on peut même le diviser en deux
côtés, l'un interne, & l'autre externe.
Le côté interne est convexe, ou demi-
circulaire. La surface de l'externe est presque droite; en le suivant depuis son milieu
jusqu'à sa base, il augmente en grosseur,
de façon qu'il n'est nulle part si gros qu'à
sa base.

Cette base est large : sa surface postérieure est très-lisse & très-polie, & est
articulée avec le grand os cunéiforme ;
deux bords en forment le contour, l'un
interne, & l'autre externe. L'interne est
tout droit ; l'externe est convexe. La surface de ces deux bords est inégale ; elle
donne attache aux ligamens & à la capsule de l'articulation de cet os avec le
grand os cunéiforme ; sur le bord interne
on remarque, dans la plupart des sujets,
une petite facette oblongue très-étroite,
par laquelle cet os est un peu articulé avec
la face latérale interne de la base du second os du métatarse.

Le premier os du métatarse est articulé
avec cinq os, qui sont les deux os séla-
moïdes du grand doigt, la première pha-

lange du pouce, le grand os cunéiforme, & le second os du métatarse. Il est articulé avec les deux os sésamoïdes du pouce, par les deux éminences inférieures de sa tête; avec la base de la premiere phalange du pouce, par la grande face arrondie, lisse & polie de sa tête ; avec le grand os cunéiforme, par la grande face articulaire de sa base ; avec le second os du métatarse, par la petite facette du bord interne de sa base.

La substance de cet os est compacte dans le corps de l'os, & cellulaire aux deux extrémités.

L'usage du premier os du métatarse est de soutenir le gros orteil ; de former le bord ou côté interne du métatarse; de former une grande partie du levier qui élève notre corps, quand nous marchons, courons ou sautons : en effet, toutes les fois que nous élevons notre corps sur le devant ou la pointe du pied, presque tout le fardeau repose sur l'extrémité antérieure de cet os, il fait plus lui seul que les quatre autres os du métatarse pris ensemble; de donner insertion aux capsules & aux ligamens de ses articulotions ; de donner attache à l'aponévrose plantaire ; de donner naissance au court fléchisseur du pouce, & à une des têtes du muscle antithénar, & au premier des muscles entr'osseux externes.

Il donne attache à la capsule & aux ligamens de son articulation avec le grand os cunéiforme, par le contour de sa base; à la capsule & aux ligamens de son articulation avec le pouce, par le contour de sa tête; à l'aponévrose plantaire, par les deux éminences inférieures de sa tête; au muscle thénar ou court fléchisseur du pouce, par la partie inférieure de son corps; au muscle anti-thénar, par la partie inférieure & un peu externe de son corps; au premier des muscles entr'osseux externes, par la face latérale externe de son corps.

L'articulation de cet os avec le pouce, ainsi que toutes les articulations des premières phalanges des doigts de la main & du pied, sont de véritables énartroses; & il n'y a pas lieu de douter que si le pouce n'étoit pas bridé dans ses mouvemens par les fibres ligamenteuses & tendineuses, dont son articulation avec le premier os du métatarse est environnée, & si la nature lui avoit donné des muscles à-peu-près semblables à ceux de l'épaule, qu'il ne fît autant de différens mouvemens sur le premier os du métatarse, que le bras en fait sur la cavité glénoïdale : ceci doit s'entendre également du pouce de la main & des doigts. Cette vérité peut être prouvée par une expérience très-simple : car

que l'on faisisse le pouce, ou un doigt
quelconque, & qu'on fasse effort de le
remuer en quelque sens que l'on voudra,
il se laissera porter à droite, à gauche, en
haut, en bas, & circulairement ; on lui
fera même exécuter des mouvemens de
demi-rotation sur son axe en deux sens
opposés. De-là nous devons conclure,
que si nous n'exécutons avec le pouce
du pied que deux mouvemens, celui de
flexion & celui d'extension, ce n'est
point dans la structure des faces articulaires des os que nous en devons chercher la raison, mais dans le petit nombre
des muscles qui agissent sur le pouce, dans
les attaches & dans la direction de ces
muscles.

Si le pouce n'exécute que deux mouvemens principaux sur la tête du premier os
du métatarse, ces mouvemens sont grands ;
la tête de l'os est fort grosse ; la base du
pouce ne la couvre pas toute ; elle est
même un peu plus vers la partie supérieure de la tête de l'os du métatarse, que
vers la partie inférieure : il est donc nécessaire que les tendons, qui vont s'atta-
cher à la base de la première phalange,
essuient un frottement considérable. Pour
prévenir les inconvéniens qu'un frottement trop grand auroit attirés, pour mé-
nager la structure délicate des fibres qui

fléchissent le pouce, la nature a fait germer dans la substance de ces fibres tendineuses, deux osselets, appelés os sésamoïdes : ces deux petits corps insensibles roulent sur l'articulation, ou plutôt sur les éminences inférieures de la tête du premier os du métatarse ; eux seuls éprouvent le frottement, & nous épargnent un sentiment douloureux qui auroit accompagné les mouvemens du pouce.

Pour placer le premier os du métatarse dans sa situation naturelle, & pour distinguer le premier os du métatarse du pied droit, du gauche, il faut placer la base en arrière, les deux éminences de la tête qui seront les plus grosses & les plus polies, en bas, & la petite facette articulaire du bord externe de la base, en dehors.

CHAPITRE XXIII.

Du second Os du Métatarse.

LE second os du métatarse ne nous présente rien dans la structure de sa tête & de son corps, qui n'ait été développé dans l'exposition que j'ai donnée des os du métatarfe en général : nous nous bornerons à un examen attentif de la ftructure de fa bafe. Il eft le plus gros des os du métatarfe; il en faut excepter le premier.

Nous diftinguerons cinq faces dans la bafe du fecond os du métatarfe, une fupérieure, & une inférieure, deux latérales, & une poftérieure. De ces cinq faces, trois fervent aux articulations de cet os avec les os voifins ; deux n'y fervent point : telles font la face fupérieure & la face inférieure. La face fupérieure fait partie de la convexité du pied ; elle eft plus grande que l'inférieure, qui fait partie de la concavité du pied : l'une & l'autre, par leur furface qui eft inégale, donnent attache aux fibres ligamenteufes qui uniffent cet os avec les os voifins. La face poftérieure eft toute liffe & polie ; fon plan eft vertical ; elle eft plus longue que large ; elle eft prefque triangulaire.

Des deux faces latérales, l'une eft interne, & l'autre externe. La face latérale interne porte une facette articulaire ; par cette facette elle touche le bord externe de la bafe du premier os du métatarfe, & le bord externe & fupérieur du grand os cunéiforme : dans le refte de fon étendue la face latérale interne eft inégale pour l'attache des fibres ligamenteufes latérales qui uniffent cet os avec la bafe du premier

os du métatarse. La face latérale externe
présente deux facettes articulaires, oblongues, & dont la longueur est parallèle à
la longueur totale de l'os, quelquefois
elles s'unissent, & n'en font qu'une; par
ces facettes le second os est uni avec la face
latérale interne du troisième os du métatarse : la face latérale externe, dans le
reste de son étendue, est inégale, & donne
attache aux ligamens latéraux qui lient cet
os avec le troisième. Sur la rencontre de
la face latérale externe avec la grande face
articulaire postérieure, l'on observe une
petite impression articulaire, par laquelle
cet os est uni avec le bord interne de la
face antérieure du troisième os cunéiforme.

Le second os du métatarse est uni avec
quatre, & quelquefois avec cinq os; il
est articulé avec la première phalange du
second doigt, avec le premier os du métatarse, avec le second os cunéiforme, avec
le grand os cunéiforme, & avec l'os cunéiforme moyen. Il est articulé avec la première phalange du second doigt, par sa
tête ; avec le second os cunéiforme, par
la face postérieure de sa base ; avec le premier os du métatarse & avec le grand os
cunéiforme, par la face latérale interne
de sa base ; avec le troisième & avec l'os
cunéiforme moyen, par la face latérale
exrerne

externe de sa base; avec le bord interne de la face antérieure du troisième os cunéiforme par le petit bord articulaire placé entre la face postérieure & la face latérale externe.

L'usage du second os du métatarse est de soutenir le second doigt ; de former partie du dos & de la plante du pied ; de donner insertion aux ligamens & à la capsule de son articulation avec le second doigt ; aux fibres ligamenteuses qui le lient aux os cunéiformes , & au premier & au troisième os du métatarse ; à l'aponévrose plantaire , au muscle anti-thénar , au muscle transverse du pied , au premier muscle entr'osseux interne , & au second muscle des entr'osseux externes.

Il fait partie de la convexité du pied , par la face supérieure de sa base , & par son bord supérieur ; il fait partie de la plante du pied , par la face inférieure de sa base , & par le bord inférieur de son corps ; il donne insertion à la capsule & aux ligamens de son articulation , par le contour de sa tête ; il donne attache aux fibres ligamenteuses qui affermissent son union avec les os cunéiformes & avec les deux os du métatarse voisins , par la face supérieure & par les faces latérales de sa base; il donne attache à l'aponévrose plantaire , par les deux éminences inférieures de sa tête ; au muscle transverse , par ces deux mêmes

Partie IV.   G

éminences ; au muscle anti-thénar , par son bord ou côté inférieur ; au premier des entr'osseux internes , par la face latérale interne de son corps ; au second des entr'osseux externes , par la face latérale externe de son corps.

La substance de cet os , ainsi que dans tous les os longs , est compacte dans son milieu , & cellulaire aux extrémités. Pour mettre le second os du métatarse dans sa situation naturelle , & pour distinguer le second os du métatarse du côté droit , du second os du métatarse du côté gauche , la base doit être placée en arrière ; celle des deux faces non articulaires de la base , qui sera la plus droite , doit être mise vers le dos du pied ; la face latérale de la base , qui présentera deux facettes articulaires , doit être mise en dehors.

CHAPITRE XXIV.

Du troisième Os du Métatarse.

CEt os est situé au milieu du métatarse : il est un peu plus court que le précédent ; comme il ne diffère des autres os du métatarse , ni par la structure de sa tête , ni par celle de son corps , je me bornerai à faire connoître en quoi la structure de sa base diffère de celle des bases des autres os : pour y réussir, je parcourrai toutes les faces de la base, dans l'ordre que je les ai proposées en parlant des os du métatarse en général. La base de cet os & celle du second sont plus étroites que les bases des autres os : ainsi je distinguerai, comme dans l'os que je viens de décrire, cinq faces à la base du troisième os du métatarse, une supérieure, une inférieure, une postérieure, & deux latérales. La face supérieure & la face inférieure ont l'une & l'autre une surface inégale pour l'attache des muscles entr'osseux & des fibres ligamenteuses qui unissent cet os avec le troisième os cunéiforme, & avec le second & le quatrième os du métatarse.

La face supérieure se distingue aisément de l'inférieure, en ce qu'elle est plus unie & plus droite ; l'inférieure au contraire est très-convexe, & plus inégale. La première fait partie du dos du pied ; la seconde fait partie de la plante du pied.

La face postérieure est toute articulaire ; elle est triangulaire, oblongue, plus large en haut qu'en bas ; elle est articulée avec le troisième os cunéiforme. Des deux faces latérales, une est interne, l'autre externe. La face latérale interne présente deux facettes articulaires, oblongues, qui

G ij

se confondent quelquefois en une seule ;
c'est par ces deux facettes que cet os est
articulé avec la face latérale externe du
second os du métatarse : dans le reste de
son étendue, la face latérale interne est
inégale , & donne attache aux ligamens
latéraux qui lient cet os avec la face latérale externe du second os du métatarse.
La face latérale externe nous offre aussi
deux facettes articulaires ; mais celles-ci
sont arrondies & un peu convexes, séparées l'une de l'autre par un enfoncement
en forme de raie ou de crénelure ; c'est
par ces deux facettes que cet os est articulé avec la face latérale interne du quatrième os du métatarse : la face latérale
externe , dans le reste de son étendue, est
inégale , & donne attache aux ligamens
latéraux qui lient cet os avec le quatrième
os du métatarse.

Le troisième os du métatarse est articulé
avec quatre os, 1°. avec la première phalange du troisième orteil ; 2°. avec le troisième os cunéiforme ; 3°. avec le second
os du métatarse ; 4°. avec le quatrième os
du métatarse. Il est articulé avec la première phalange du troisième doigt, par
sa tête ; avec le troisième os cunéiforme ,
par la face postérieure de sa base ; avec
le second os du métatarse , par les deux
facettes ou empreintes articulaires de sa

face latérale interne ; avec le quatrième os du métatarse, par les deux empreintes articulaires de sa face latérale externe.

L'usage du troisième os du métatarse est de former le milieu de cette partie du pied ; de soutenir le doigt ou l'orteil du milieu ; de donner attache à la capsule & aux ligamens de son articulation , & aux ligamens qui l'affermissent dans son union avec le troisième os cunéiforme , avec le quatrième & avec le second os du métatarse ; de donner insertion à l'aponévrose plantaire, au muscle anti-thénar, au transverse du pied , au second des muscles entr'osseux internes, & au troisième des entr'osseux externes ; il soutient le troisième doigt, par son extrémité antérieure ; il donne insertion à la capsule & aux ligamens de son articulation avec la base de la première phalange du troisième orteil, par le contour de sa tête ; aux ligamens qui l'affermissent dans son union avec le troisième os cunéiforme , & avec le quatrième & le second os du métatarse, par la face supérieure de sa base, par l'inférieure , & par les deux faces latérales ; à l'aponévrose plantaire, par les deux éminences inférieures de sa tête ; au muscle anti-thénar, par son bord ou côté inférieur ; au muscle transverse du pied , par les deux éminences inférieures de sa tête ; au second muscle des entr'osseux interne , par la face latérale externe de son corps ; au troisième muscle des entr'osseux externes , par la face latérale externe de son corps.

Pour placer le troisième os du métatarse dans sa situation naturelle ; & pour distinguer le troisième os du métatarse du pied droit , du troisième os du métatarse du pied gauche , il faut placer la plus droite des deux faces non - articulaires de la base , en dessus ; en arrière , la plus grande face articulaire ; & en dehors , celle des deux faces latérales qui porte deux empreintes articulaires , arrondies , un peu concaves , séparées par un enfoncement en forme de crénelure.

CHAPITRE XXV.

Du quatrième Os du Métatarse.

LE quatrième os du métatarse est situé entre le troisième & le dernier des os du métatarse ; il est un peu plus court que le précédent ; il ne présente rien dans la structure de sa tête , ni dans celle de son corps , qui n'ait été exposé en traitant des os du métatarse en général. Je me bornerai donc ici à donner une exposition détaillée de la structure de sa base.

La base du quatrième os du métatarse est moins longue que celle du troisième ; elle est un peu arondie ou irrégulièrement carrée. Nous y distinguerons, ainsi que nous avons fait dans les bases des deux derniers os du métatarse que nous venons de décrire, cinq faces ; une supérieure, une inférieure, une postérieure & deux latérales. La face supérieure est plus unie & plus droite que l'inférieure ; elle donne insertion aux ligamens supérieurs qui lient cet os avec l'os cuboïde, avec le dernier & avec le troisième os du métatarse. La face inférieure est plus convexe ; elle est plus grande que la face inférieure de la base du troisième os du métatarse ; elle donne attache aux muscles entr'osseux & aux ligamens inférieurs qui assujettissent cet os dans son union avec l'os cuboïde, avec le troisième & le dernier os du métatarse.

La face postérieure est toute articulaire ; elle est presque carrée ou un peu arrondie, moins longue que la face postérieure de la base du troisième os. Des deux faces latérales, l'une est interne, l'autre est externe. La face latérale interne présente deux empreintes ou facettes articulaires, arrondies, séparées par un petit enfoncement : dans le reste de son étendue

la face latérale interne est inégale , &
donne attache aux ligamens latéraux qui
la lient avec la face latérale externe du
troisième os du métatarse. La face latérale
externe ne nous présente qu'une seule empreinte ou facette articulaire , grande
& arrondie , par laquelle elle est articulée
avec la face latérale interne du dernier os
du métatarse : la face latérale externe, dans
le reste de son étendue , est inégale ; l'on
y observe un petit enfoncement en forme
de rainure ; elle donne attache , par sa surface inégale , aux ligamens latéraux courts
qui la lient avec la face latérale externe
du dernier os du métatarse.

Le quatrième os du métatarse est articulé avec quatre os , qui sont , la première phalange du quatrième orteil , l'os
cuboïde , le troisième os & le dernier os
du métatarse. Il est articulé avec la première phalange du quatrième orteil , par
sa tête; avec l'os cuboïbe, par la face postérieure de sa base ; avec le troisième os
du métatarse , par les deux empreintes articulaires de la face latérale externe de sa
base; avec le dernier os du métatarse , par
l'empreinte articulaire arrondie de la face
latérale externe de sa base.

L'usage du quatrième os du métatarse
est de former partie de la convexité & de
la concavité du pied ; de soutenir le qua-

trième doigt ; de donner infertion à la capfule & aux ligamens de fon articulation
avec le quatrième orteil , de donner attache aux ligamens qui l'affujettiffent dans
fon union avec l'os cuboïde , avec le dernier & avec le troifième os du métatarfe ;
de donner infertion à l'aponévrofe plantaire , au mufcle tranfverfe , au quatrième
mufcle des entr'offeux externes , & au
troifième des entr'offeux internes.

Le quatrième os du métatarfe fait partie
de la convexité du pied , par la face fupérieure de fa bafe, & le côté ou bord fupérieur de fon corps ; il fait partie de la concavité du pied , par la face inférieure de
fa bafe & le bord inférieur de fon corps ;
par fa tête , il foutient le quatrième orteil;
il donne attache à la capfule & aux ligamens de fon articulation avec le quatrième
doigt , par le contour de fa tête ; il donne
attache aux ligamens qui l'affujettiffent
dans fon union avec l'os cuboïde , avec le
dernier os du métatarfe & avec le troifième , par les faces inégales de fa bafe.

Il donne infertion à l'aponévrofe plantaire , par les deux éminences inférieures
de fon extrémité anterieure ; il donne infertion au mufcle tranfverfe , par ces
mêmes éminences ; il donne attache au
quatrième des mufcles entr'offeux externes , par la face latérale externe de fon

G v

corps ; au troisième muscle des entr'osseux internes, par la face latérale interne
de son corps.

Pour placer le quatrième os du métatarse dans sa situation naturelle , & pour
distinguer le quatrième os du métatarse du
pied droit , du quatrième os du métatarse
gauche , il faut placer en dessus celle des
deux faces non articulaires de sa base , qui
est la plus unie & la plus droite ; il faut
que la grande face articulaire de la base
soit en arrière ; il faut de plus que celle
des deux faces latérales qui ne porte qu'une
seule empreinte articulaire , regarde le
dehors du pied.

La substance de cet os est la même que
celle des autres os du métatarse.

CHAPITRE XXVI.

Du cinquième Os du Métatarse.

IL est situé le long de la partie latérale
externe du pied , ou plutôt il forme toute
la partie moyenne du côté externe du
pied ; il est un peu plus court que le quatrième ; il est aussi un peu plus épais, & principalement à sa partie postérieure. J'ai dit
ci-dessus que les faces des os du métatarse

étoient couchées obliquement : cette direction oblique des faces est plus sensible
dans le cinquième os du métatarse, que
dans aucun des autres, de façon que la
face interne du corps de cet os regarde presque autant en bas qu'en dedans,
& que la face externe est autant dirigée en
haut qu'en dehors. L'extrémité antérieure
du cinquième os est un peu plus petite
que chacune des extrémités antérieures des
autres os du métatarse ; son bord ou côté
inférieur, est beaucoup plus épais vers
la base, qu'il ne l'est dans les autres os.
Toutes ces différences que présente le cinquième os, des autres os du métatarse,
sont moins considérables que celles que
nous offre sa base, c'est pourquoi je vais
entrer sur sa structure dans les mêmes détails dans lesquels je suis entré sur la structure des bases des autres os du métatarse.

Nous y distinguerons, ainsi que nous
avons fait en décrivant les bases des autres
os, cinq faces : une supérieure, une inférieure, une postérieure, & deux latérales. La face supérieure est grande, inégale, un peu oblique, & elle se confond
avec la face latérale externe ; elle donne
attache aux fibres ligamenteuses supérieures qui affermissent cet os dans son union
avec l'os cuboïde & avec le quatrième os
du métatarse. La face inférieure est grande

G vj

auffi , & inégale ; elle fait partie de la
plante du pied , & donne attache aux ligamens inférieurs qui affujettiffent cet os
dans fon union avec l'os cuboïde & le quatrième os du métatarfe. La face poftérieure eft toute articulaire , autant & plus
étendue d'un côté à l'autre que de haut
en bas ; c'eft par elle que cet os eft articulé avec l'os cuboïde. Des deux faces
latérales , l'une eft interne , l'autre eft externe. La face latérale interne eft un peu
convexe ; elle porte une empreinte ou
facette articulaire affez confidérable , par
laquelle elle eft articulée avec la face latérale externe du quatrième os du métatarfe : dans le refte de fon étendue la face
latérale interne préfente de petites raies
& quelques inégalités pour l'attache des
ligamens latéraux qui uniffent cet os avec
le quatrième. La face latérale externe eft
fi rapidement convexe , qu'elle reffemble
plus à un fimple bord qu'à une face ; toute
fa furface eft inégale : elle fe termine poftérieurement , en formant une éminence
confidérable , qui fait faillie au-delà du
niveau du bord externe du pied. La furface de cette éminence ou tubérofité eft
inégale , & donne attache à un trouffeau
très-fort de fibres tendineufes & ligamenteufes que M. Winflow appelle le grand
parathénar ; elle donne auffi naiffance à

un petit muscle appelé par M. Winslow le petit parathénar, & nommé par Douglas, abducteur du petit doigt, & par le plus grand nombre d'Anatomistes, court fléchisseur du petit doigt : cette éminence est appelée la tubérosité du métatarse ; elle donne aussi attache à plusieurs fibres ligamenteuses qui unissent cet os avec l'os cuboïde

Le cinquième os du métatarse est articulé avec trois os, 1°. avec la première phalange du petit doigt, 2°. avec l'os cuboïde, 3°. avec le quatrième os du métatarse. Il est articulé avec la première phalange du petit doigt, par sa tête ; avec l'os cuboïde, par la face postérieure de sa base ; avec le quatrième os du métatarse, par sa face latérale interne.

Son usage est de former la partie moyenne du côté externe du pied ; de soutenir le petit doigt ; de donner attache à la capsule & aux ligamens latéraux de son articulation avec le petit doigt ; aux ligamens supérieurs qui le lient à l'os cuboïde & au quatrième os du métatarse ; aux ligamens inférieurs qui le lient à ces mêmes os, à l'aponévrose plantaire, au grand ligament latéral externe du tarse & du métatarse, au muscle hypothénar ou abducteur du petit doigt, au muscle transverse, au quatrième muscle des entr'os-

feux internes ; il donne auffi un peu attache au quatrième des entr'offeux externes.

Il ne faut pas croire qu'il en foit des
entr'offeux externes comme des internes :
chacun de ceux-ci ne s'attache qu'à un
feul os du métatarfe ; mais chaque entr'offeux externe s'attache à deux os du métatarfe à la fois. Le premier des externes ,
par exemple , eft attaché au premier &
au fecond os du métatarfe ; le fecond des
externes eft attaché au fecond & au troifième os du métatarfe ; le troifième eft
attaché au troifième & au quatrième os du
métatarfe ; & le quatrième eft attaché au
quatrième & au cinquième os du métatarfe. Le cinquième os du métatarfe foutient le petit doigt par fon extrémité antérieure.

Cet os donne attache à la capfule &
aux ligamans de fon articulation , par le
contour de fa tête ; il donne attache au
mufcle tranfverfe , par l'éminence inférieure & interne de fa tête ; à l'aponévrofe plantaire , par les deux éminences
inférieures de fa tête ; aux ligamens fupérieurs qui l'affujettiffent dans fon union
avec l'os cuboïde & le quatrième os du
métatarfe , par la face fupérieure de fa
bafe ; aux ligamens inférieurs qui le lient
à l'os cuboïde & au quatrième os du métatarfe , par la face inférieure de fa bafe ; au

grand ligament latéral externe du tarse &
du métatarse, par sa tubérosité ; au court
fléchisseur du petit doigt, par son côté ou
bord inférieur ; au muscle abducteur, par
son bord inférieur, mais plus extérieurement, & par sa tubérosité.

Pour placer le cinquième os du métatarse dans sa situation naturelle, & pour
distinguer le cinquième os du métatarse
du pied droit, du cinquième os du métatarse du pied gauche, il faut que la plus
grande face articulaire de la base regarde
en arrière ; il faut placer en dessus la
plus grande des faces inégales & la plus
unie ; il faut de plus que la tubérosité
regarde en dehors. La direction des faces
& des bords du corps de cet os a une
direction plus oblique que celle des autres os du métatarse. Sa substance est la
même que celle des autres os du métatarse.

CHAPITRE XXVII.

Ligamens des Os du Métatarse.

Les os du métatarse sont maintenus dans
leurs unions avec les os du tarse, par les
ligamens que j'ai décrits ci-dessus, en parlant des ligamens des os cunéiformes &

des ligamens de l'os cuboïde. Ils font de
plus liés les uns avec les autres, favoir,
le premier avec le fecond, le fecond avec
le troifième, le troifième avec le quatrième, le quatrième avec le cinquième,
par des ligamens très-courts, dont les
uns font fupérieurs, & les autres inférieurs. Les fupérieurs font minces, appla-
tis; les inférieurs font plus forts. Les
fibres ligamenteufes qui uniffent fupérieurement le premier avec le fecond, naiffent du bord latéral externe de la face fupérieure de la bafe du premier, & s'infèrent au bord latéral interne de la face
fupérieure de la bafe du fecond; celles
qui uniffent le fecond au troifième, naiffent du bord latéral externe de la face
fupérieure de la bafe du fecond, & fe
terminent au bord voifin & fupérieur de
la bafe du troifième; & ainfi des autres.
Les ligamens inférieurs, qui, ainfi qu'il
a été dit, font plus forts que les fupérieurs, naiffent de même de la partie
inférieure & inégale de la bafe d'un de
ces os, & fe terminent à la partie inférieure de la bafe de l'os voifin, ainfi que
je l'ai fuffifamment expliqué en décrivant
chacun des os du métatarfe.

Les os du métatarfe font encore unis
par leurs têtes : ainfi la tête du premier os
du métatarfe eft liée avec la tête du fecond

os, celle du second avec la tête du troisième, la tête du troisième avec celle du quatrième, & la tête de celui-ci est liée avec celle du dernier. Deux ligamens, un supérieur & un inférieur, unissent la tête du premier os avec celle du second ; deux unissent celle du second avec la tête du troisième ; & ainsi des autres. Le ligament supérieur de la tête du premier os du métatarse est attaché à la tubérosité supérieure & externe de la tête de cet os, & se termine à la tubérosité supérieure & interne de la tête du second. Le ligament inférieur dela tête du premier os du métatarse est attaché d'une part à la tubérosité inférieure & externe du premier os du métatarse, & par son autre extrémité à la tubérosité inférieure & interne de la tête du second os du métatarse. Les ligamens, tant supérieurs qu'inférieurs, qui unissent les têtes des autres os du métatarse, suivent la même règle dans leur attache : les supérieurs s'attachent constamment aux éminences ou petites tubérosités supérieures des têtes de ces os, & les inférieurs aux éminences ou tubérosités inférieures.

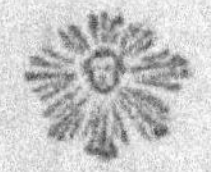

CHAPITRE XXVIII.

De la troisième partie du Pied, ou des Doigts.

PERSONNE n'ignore qu'il y a cinq doigts au pied comme à la main : chaque doigt au pied comme à la main est une rangée de très-petits os placés au bout ou à la suite les uns des autres ; d'où il suit que quatorze os forment les doigts du pied, parce que le pouce n'est composé que de deux os. Personne n'ignore encore que le plus grand de ces doigts & le plus externe s'appelle le pouce, ou le gros orteil : les autres doigts ne se distinguent que par les termes numériques de second, troisième, quatrième & cinquième doigt. Le second est le plus grand après le pouce ; le troisième est plus grand que le quatrième ; le cinquième ou le dernier, est le plus petit de tous : on l'appelle aussi le petit doigt.

Les os qui composent chaque doigt du pied ont été nommés phalanges : chaque doigt est composé de trois phalanges ; on les distingue par ces termes numériques de première, seconde, troisième phalange. Chaque première phalange est

articulée avec un des os du métatarse &
avec la seconde ; la seconde est articulée
avec la première & avec la troisième ou
dernière phalange En général les phalanges sont des os un peu plus longs que
larges , terminés par deux extrémités
articulaires : les troisièmes ou dernières
phalanges n'ont qu'une extrémité articulaire. Enfin , l'on peut dire que les extrémités des phalanges des orteils ont la
même structure que celles des phalanges
des doigts de la main.

Quoique dans les doigts du pied l'on
trouve beaucoup de rapport aux doigts
de la main , il faut cependant convenir
que dans les phalanges du pied l'on ne
remarque plus la même régularité ni la
même élégance qu'aux phalanges des
doigts : tout y est plus confus ; les cavités
articulaires ne se voient qu'à peine ; il en
est de même des éminences : de plus les
troisièmes phalanges des orteils au troisième, quatrième & cinquième doigt, sont
très-souvent soudées avec les secondes ;
quelquefois même celles-ci , mais plus
rarement, sont soudées avec les premières;
il se fait même des épanchemens du suc
osseux aux extrémités des phalanges ; ce
suc s'épaissit , & produit des éminences
irrégulières : d'ailleurs les phalanges des
orteils sont toujours plus petites que

celles des doigts; la partie moyenne des premières phalanges est arrondie, au lieu qu'à la main toutes les phalanges en général sont applaties. Malgré cela nous nous trouvons presque obligés d'admettre ici la distinction que nous avons donnée en parlant des doigts, en face supérieure & en face inférieure : la supérieure sera celle qui regarde le dos du pied ; l'inférieure sera celle qui regarde la plante du pied. Nous y distinguerons aussi deux côtés, l'un interne, & l'autre externe ; deux extrémités, l'une antérieure, & l'autre postérieure. La face supérieure de chaque phalange est convexe, & presque toute recouverte dans le frais par les expansions tendineuses des muscles extenseurs. Les côtés sont un peu moins saillans que ceux des phalanges des doigts de la main, ils donnent attache aux gaînes des tendons des muscles fléchisseurs.

S'il y a du rapport entre les faces & les côtés des phalanges des doigts du pied, & entre les faces & les côtés des phalanges des doigts de la main, il y en a encore plus entre leurs extrémités. Ces rapports vont se faire sentir par l'exposition de la structure des extrémités des premières phalanges : nous exposerons ensuite celle des secondes, & nous finirons par les troisièmes ou dernières phalanges.

Les extrémités poſtérieures , ou les baſes des premières phalanges , ſont terminées par une petite cavité glénoïdale , ſemblable à celle qui termine les premières phalanges des doigts. La ſurface de ces cavités eſt très-liſſe & très-polie ; c'eſt par cette cavité que chaque première phalange eſt articulée avec la tête d'un des os du métatarſe : cette cavité eſt environnée d'un rebord plus ſaillant & plus inégal que celui qui fait le contour des cavités articulaires des baſes des premières phalanges aux doigts. Sur ce rebord on peut diſtinguer quatre éminences , deux ſupérieures , & deux inférieures. Les ſupérieures ſont à peine ſenſibles ; les inférieures ſont un peu plus groſſes. Il n'y a pas moins d'analogie entre la ſtructure des extrémités antérieures des premières phalanges des doigts du pied & de la main, qu'entre les baſes des premières phalanges des doigts du pied & de la main.

En effet , les extrémités antérieures des premières phalanges ſe terminent par deux éminences très - ſuperficielles , ſéparées l'une de l'autre par une cavité très-petite. Ces deux éminences ſont reçues dans deux cavités , par leſquelles ſe termine la baſe de chaque ſeconde phalange. Entre les deux éminences ſe trouve un petit enfoncement en forme de demi-poulie, dans laquelle eft reçue une petite éminence très-superficielle de la bafe de la feconde phalange : cette articulation eft un ginglyme. Il ne manque, pour que le ginglyme foit complet, que de la profondeur dans les cavités & de la hauteur dans les éminences. La face inférieure de chaque première phalange donne infertion au double tendon du fublime.

Les fecondes phalanges des doigts du pied diffèrent beaucoup des fecondes phalanges des doigts de la main, non-feulement en ce qu'elles font plus petites, plus courtes, mais auffi en ce que leur figure préfente quelque chofe de baroque : cependant on peut diftinguer dans quelques-unes des fecondes phalanges des orteils, les faces & les bords que nous avons diftingués dans les premières. Cela eft vrai du fecond & troifième orteil dans la plûpart des fujets. Quant aux extrémités, l'une peut être appelée, ainfi que nous l'avons fait à la main, antérieure, l'autre poftérieure ou la bafe. La bafe fe termine par deux petites cavités très-fuperficielles, qui reçoivent les éminences de la tête de la première phalange : ces cavités font féparées par une petite éminence très-fuperficielle, qui eft reçue dans la cavité en demi-poulie de la tête de la première phalange. Les contours des fecondes phalanges ont une surface inégale , qui donne attache aux capsules & aux ligamens articulaires.

Les extrémités antérieures des secondes phalanges s'articulent avec les bases des troisièmes phalanges : l'on y apperçoit la structure que nous avons décrite en parlant des extrémités antérieures des premières phalanges , c'est-à-dire , que les extrémités antérieures des secondes phalanges forment deux éminences très-superficielles , séparées l'une de l'autre par une éminence à peine sensible : les éminences sont reçues dans deux cavités à peine visibles , pratiquées dans la base de la troisième phalange. Le petit enfoncement qui sépare ces éminences , fait partie de l'articulation , & est rempli par une éminence presqu'imperceptible , placée au milieu de la face articulaire de la base de la troisième phalange ; mais il faut convenir qu'il y a peu de sujets où l'on voie distinctement ces éminences & la cavité. L'extrémité antérieure de la seconde phalange ne présente à nos yeux qu'un bord arrondi, lisse & poli , dans lequel on n'apperçoit ni les éminences , ni la cavité : cela est exactement vrai dans les extrémités antérieures des secondes phalanges des derniers doigts , quand elles ne sont pas soudées avec les troisièmes phalanges , &

cette foudure fe voit très-fouvent. Le deffus , ou la face fupérieure de chaque
feconde phalange , eft recouvert dans le
frais d'une expanfion tendineufe des mufcles extenfeurs : la face inférieure de ces
mêmes phalanges donne attache à la gaîne
du tendon du long fléchiffeur des orteils.

Les troifièmes phalanges dans les derniers doigts n'ont prefque pas de figure
conftante , elle dépend du plus ou du
moins de compreffion que nos chauffures
font fur nos doigts , & du plus ou du moins
d'exercice que nous faifons; quelquefois
elles font toutes hériffées de pointes ;
fouvent elles font foudées avec les fecondes phalanges ; quelquefois elles fe
terminent en pointe ; quelquefois elles
font plus larges par leur extrémité antérieure qu'à leur bafe : voici ce qu'on obferve le plus conftamment ; elles ont deux
extrémités , une antérieure & une poftérieure ; deux faces & deux bords : des
deux faces , l'une eft fupérieure , & l'autre
inférieure ; l'une & l'autre face préfentent
beaucoup d'inégalités : les deux bords font
auffi très-raboteux : l'extremité antérieure
eft inégale ; la face fupérieure foutient
l'ongle de chaque orteil , & donne attache
au tendon commun des deux mufcles extenfeurs , des lombricaux & des vermicu-
laires ; la face inférieure eft un peu moins
inégale ,

inégale; & elle donne attache au tendon
du muscle profond.

La base des troisièmes phalanges se termine par une face articulaire, dans laquelle sont creusées deux cavités à peine
visibles, qui s'articulent avec les deux
éminences articulaires de l'extrémité antérieure de la seconde phalange : ces deux
cavités sont séparées par une éminence
articulaire à peine visible, & cette éminence est reçue dans le petit enfoncement
qui sépare les deux éminences de l'extrémité antérieure de la seconde phalange.
La face articulaire de la base est environnée d'un rebord inégal : de chaque
côté de la base on observe assez constamment une tubérosité plus ou moins grosse
suivant les sujets, mais toujours inégale &
raboteuse : à la partie supérieure de la base
on apperçoit encore une petite éminence,
ou empreinte musculaire, à laquelle s'attache le tendon des extenseurs : au bord
inférieur de la base, & sur la face inférieure de la phalange, l'on remarque une
petite éminence à peine sensible, à laquelle s'insère le tendon du long fléchisseur.

L'articulation des premières phalanges
permet un mouvement en tous sens, ainsi
que nous l'avons dit ci-dessus : celle des
secondes phalanges avec les premières,

Partie IV. H

& celle des troisièmes avec les secondes, semblent d'abord exclure tout autre mouvement que celui de flexion & d'extension; mais les éminences & les cavités de ces articulations seroient trop superficielles pour exclure des mouvemens de demi-rotation, s'il y avoit des organes propres à produire ces mouvemens : cette vérité doit s'entendre aussi des mouvemens que peuvent permettre les troisièmes & les secondes phalanges des doigts de la main. Pour s'en convaincre, il suffit d'avoir recours à une expérience très-simple. Que l'on saisisse d'une main la seconde phalange ou la troisième d'un des doigts de l'autre main : si l'on veut s'assurer si la troisième est susceptible d'un mouvement de pivot sur la seconde, il suffit d'essayer de la tourner à droite & à gauche avec la main dont on la tient saisie, & l'on appercevra très-sensiblement un petit mouvement sur l'axe. Cette observation, qui est très-vraie, ne doit pas exclure des articulations des troisièmes phalanges avec les secondes, & des secondes avec les premières, l'idée d'articulations ginglymoïdes, c'est-à-dire, d'articulations qui ont quelque rapport à l'articulation par charnière; mais elle nous prouve que ces glinglymes sont très-imparfaits.

CHAPITRE XXIX.

Du Pouce ou gros Orteil.

Nous avons dit ci-dessus que le pouce, quoique plus long de beaucoup que les autres doigts du pied, n'étoit composé que de deux phalanges. De-là il suit que les deux phalanges dont le pouce est composé, doivent être beaucoup plus grandes que les phalanges des autres doigts ; elles le sont en effet : l'on y trouve en grand la vraie structure des phalanges des doigts de la main ; il n'y a que quelques différences que l'on saisira aisément en faisant attention à l'exposition que je vais en donner.

Des deux phalanges du pouce, la première est articulée avec l'extrémité antérieure du premier os du métatarse : c'est un os long, un peu arrondi dans sa longueur ; nous y distinguerons deux extrémités, deux faces & deux bords. L'extrémité postérieure ou la base de la première phalange du pouce est très-grosse, elle se termine par une cavité glénoïdale très-lisse & très-polie ; par cette cavité le pouce est articulé avec le grand os du métatarse : cette cavité est environnée d'une espèce de sourcil ou bourlet circulaire très-élevé dont la surface est inégale ; ce bourlet présente de chaque côté une tubérosité, l'une externe, l'autre interne. La tubérosité interne est la plus grosse : des deux faces, l'une est supérieure, & l'autre inférieure ; elles sont un peu arrondies l'une & l'autre, mais la supérieure l'est beaucoup plus, elle est aussi plus lisse & plus polie ; ces deux faces sont séparées l'une de l'autre par un bord ou côté, dont l'un est interne, & l'autre externe. L'extrémité antérieure se termine par une face articulaire, relevée de deux éminences, & creusée au milieu d'une cavité en forme de demi-poulie ; les deux éminences sont reçues dans une double cavité pratiquée sur la base de la seconde phalange, & la cavité reçoit une éminence qui s'élève du milieu de la face articulaire de la seconde phalange.

La face convexe ou supérieure de la première phalange donne insertion au tendon du court extenseur du pouce. Le bord inférieur de la base donne attache, par l'éminence interne au muscle thénar, & par l'éminence externe au muscle anti-thénar.

Les deux bords ou côtés de la première phalange donnent insertion, attache à la gaîne du tendon du long fléchisseur du pouce.

La seconde phalange du pouce, à la

grandeur près , ressemble assez exactement aux troisièmes phalanges des autres
doigts : comme elles , elle a deux extrémités, deux faces & deux côtés. Les deux
côtés sont inégaux , un peu aigus , & se
terminent postérieurement par une tubérosité : des deux faces , l'une est supérieure,
& l'autre inférieure. La supérieure est convexe & moins inégale que l'inférieure ;
elle soutient l'angle , & donne insertion
au tendon du long extenseur du pouce ,
par une petite empreinte musculaire placée
sur la partie de cette face qui confine la
base. La face inférieure est convexe aussi ,
& plus inégale que la supérieure ; elle
donne attache au tendon du long fléchisseur du pouce , par une empreinte
musculaire située sur son milieu attenant
la base.

L'extrémité antérieure est arrondie en
forme de fer à cheval ; sa surface est fort
inégale , elle est souvent comme cou-
ronnée d'un rebord demi - circulaire qui
surmonte le niveau des deux faces. La
base de la seconde phalange du pouce est
construite comme la base des troisièmes
phalanges des doigts ; elle se termine
postérieurement par une face articulaire ,
plus étendue d'un côté à l'autre que de
haut en bas , dans laquelle sont pratiquées deux cavités superficielles, séparées

l'une de l'autre par une éminence très-peu
élevée : les deux cavités reçoivent les
éminences articulaires de l'extrémité antérieure de la première phalange , &
l'éminence est reçue dans le petit enfoncement qui sépare les deux éminences de
la première phalange.

La substance des phalanges du pied ,
comme celle des phalanges des doigts ,
est en partie compacte & en partie cellulaire.

Pour placer les premières phalanges
des orteils dans leur situation naturelle , il
faut placer en dessus , c'est-à-dire , vers
le dos du pied , la face la plus convexe ,
& la base en arrière ; il faut aussi que la
plus grosse des éminences , que j'ai dit
être placées de chaque côté de la base ,
soit en dedans.

Pour placer les secondes phalanges dans
leur situation , il faut de même mettre en
dessus la plus convexe des deux faces , &
en arrière celle des deux extrémités, dans
laquelle l'on remarquera deux cavités &
une éminence entre les cavités.

Pour placer les troisièmes phalanges
dans leur situation , il faut placer en dessus
la face la moins convexe , & en arrière
celle des extrémités où l'on verra une
face articulaire.

L'usage des phalanges du pied est de

former l'extrémité antérieure du pied , de partager dans certaines circonſtances, avec les os du métatarſe , le poids de notre corps ; elles ſont quelquefois les extrémités du levier ſur lequel nous nous élevons; elles donnent inſertion aux capſules & aux ligamens de leurs articulations , aux gaînes des tendons ; elles donnent inſertion aux tendons des muſcles lombricaux , des entr'oſſeux , des extenſeurs & des fléchiſſeurs ; elles ſoutiennent les ongles.

Les premières phalanges donnent inſertion aux lombricaux & aux entr'oſſeux, par les éminences latérales de leurs baſes; aux tendons du fléchiſſeur ſublime , par leurs faces inférieures ; elles donnent auſſi quelques attaches aux extenſeurs, par leurs faces ſupérieures. Les premières , les ſecondes & les troiſièmes donnent attache aux capſules & aux ligamens de leurs articulations , par les contours inégaux de leurs extrémités : les troiſièmes donnent inſertion aux tendons des extenſeurs , des lombricaux & des entr'oſſeux, par le bord ou contour ſupérieur de leurs baſes ; aux tendons du fléchiſſeur profond , par les contours inférieurs de leurs baſes.

L'uſage du pouce eſt à peu-près le même que celui des doigts du pied; il fait l'extrémité antérieure du côté oᴚ

H iv

bord interne du pied ; il porte une partie du poids de notre corps quand nous marchons , & il remplit cette fonction avec d'autant plus d'avantage fur les autres doigts, qu'il les furpaffe tous en force , en groffeur & en longueur; il donne infertion aux capfules & aux ligamens de fes articulations , aux tendons de fes extenfeurs , au long fléchiffeur , au mufcle thénar , au mufcle anti-thénar, & au mufcle tranfverfe.

Il donne attache aux capfules & aux ligamens de fes articulations , par les contours inégaux des extrémités de fa première phalange , & par le contour inégal de la bafe de fa feconde phalange; il donne infertion aux tendons de fes extenfeurs , par le demi-contour fupérieur de la bafe de la première, & par le demi-contour fupérieur de la bafe de la feconde phalange; au tendon de fon long fléchiffeur , par le demi-contour inférieur de la bafe de fa feconde phalange ; au mufcle thénar , par l'éminence inférieure & interne de la bafe de la première phalange; au tranfverfe du pied , par l'éminence latérale externe de la bafe de la première phalange ; au mufcle anti-thénar, par cette même eminence.

La première phalange du pouce eft articulée avec cinq os , qui font , la feconde phalange, le premier os du métatarfe , & trois os féfamoïdes. Elle eft arti-

culée avec la seconde phalange , par sa
tête ou extrémité supérieure ; avec le premier os du métatarse , par sa base ou extrémité postérieure ; avec trois os séfamoïdes , par ses deux extrémités ; car par
sa base elle touche un peu les deux os séfamoïdes , que nous avons dit être placés
sous les deux éminences inférieures & latérales du premier os du métatarse , & par
le bord inférieur de sa tête. La première
phalange est articulée avec un os séfamoïde , & quelquefois avec deux , placés
sur l'extrémité du tendon du long fléchisseur. La seconde phalange du pouce
est unie à deux os , savoir , à la première
phalange , & au troisième os séfamoïde
dont nous venons de parler. Elle est articulée avec la première phalange , par sa
base ; avec le troisième os séfamoïde , par
le contour ou bord inférieur de sa base.

La première phalange du pouce est
articulée par une énarthrose avec l'extrémité antérieure du premier os du métatarse , c'est-à-dire , par une articulation
qui permet presque toute espèce de mouvement : cependant le pouce n'a presque
d'autre mouvement que celui de flexion
& d'extension. Si le pouce a des mouvemens si bornés , l'on peut en trouver une
raison recevable dans le défaut de puissances propres à le remuer dans toutes

les directions, & à lui donner tous les mouvemens dont son articulation le rend susceptible.

La seconde ou dernière phalange du pouce est articulée avec la première par un ginglyme incomplet; cette articulation permet très-librement le mouvement de flexion & d'extension : elle ne seroit pas incompatible avec de petits mouvemens latéraux sur l'axe, s'il y avoit des organes musculeux propres à les produire.

De ce qui a été dit de la structure & des articulations des différens os de l'une & de l'autre extrémité inférieure, & de l'articulation de la cuisse avec la cavité cotyloïde des os du bassin, l'on peut aisément se former une idée juste de la différence & de la multiplicité des mouvemens des différentes pièces osseuses qui entrent dans la composition de chaque extrémité de notre corps.

Ces os sont des leviers de différente longueur, de différente forme, de différente masse & figure, & même de différentes espèces, dont les supérieurs communiquent & transportent à ceux qui sont placés au dessous d'eux, la ligne de gravité de toutes les parties supérieures & du tronc de notre corps : ils sont tellement construits & tellement articulés les uns avec les autres, que les muscles par leurs

différentes actions leur font faire des angles alternes, qui disparoiffent prefque tous,
d'abord que les parties fe rétabliffent dans
leur fituation naturelle , ou qu'elles y font
ramenées par l'action des extenfeurs.

Le premier & le plus élevé de ces angles eft formé par la flexion de l'os de la
cuiffe ; le fecond , par la flexion des os
de la jambe fur les condyles du fémur ;
le troifième eft formé ou rendu plus aigu
par la flexion du pied ; le quatrième , par
la flexion des doigts. La pointe du premier
angle , c'eft-à-dire , de celui qui eft formé
par la flexion de la cuiffe , regarde en arrière ; celle du fecond , c'eft-à-dire , de
celui qui eft formé par la flexion de la
jambe , regarde en devant ; la pointe du
troifième , c'eft-à-dire , de celui qui eft
formé par la fituation naturelle du pied ,
regarde en arrière ; & celle du quatrième ,
c'eft - à - dire , de celui que forment les
doigts par leur flexion , regarde en devant
ou en haut.

Tous ces angles font produits par
l'action des flechiffeurs de la cuiffe , de la
jambe , du pied , & des doigts. Si nous
fuppofons que les extenfeurs agiffent à
leur tour , leur action fera difparoître
tous ces angles , & remettra les os en ligne
droite les uns avec les autres ; il en faut
feulement excepter le pied , dont l'arti-

H vj

culation & la direction est telle, qu'elle ne permet pas aux extenseurs de les mettre en ligne droite avec les os de la jambe.

C'est à la faveur de cette admirable structure que nous descendons, quand il nous plaît, comme par degrés & par une suite d'échelles placées alternativement les unes au bout des autres, la masse & tout le fardeau de notre corps, lorsque nous nous plions à terre sur nos talons, à la façon des Dames quand elles saluent, ou pour approcher notre corps de la terre, ou pour le relever : nous l'approchons de la terre par l'action des fléchisseurs ; nous le relevons par l'action des extenseurs, c'est-à-dire, par l'action de ces muscles qui font disparoître les angles en remettant les leviers dans la même ligne à la suite les uns des autres.

CHAPITRE XXX.

Des Os Séfamoïdes.

DANS les prolégomènes de cet ouvrage, j'ai déterminé le nombre des os du corps humain, & j'ai dit en même temps qu'il étoit aisé de se tromper en le fixant ; mais que l'erreur ne pouvoit être de conséquence, parce qu'elle ne roule

que sur le nombre de quelques petits os,
qu'on appelle séfamoïdes, & dont le
nombre varie beaucoup. Ces os font petits,
arrondis, affez fouvent oblongs, fitués
fur quelques - unes des articulations des
doigts de la main & du pied ; ils naiffent
dans la fubftance même des tendons; leurs
germes y font fi cachés dans l'enfance,
qu'il eft impoffible de les y appercevoir.

Il y a ordinairement plus d'os féfamoïdes dans les hommes que dans les
femmes, dans les vieillards que dans l'âge
parfait ; il n'y en a point du tout dans
l'enfance. Quelques perfonnes qui paffent
leurs jours dans la molleffe & l'oifiveté,
ou dans l'ufage continuel d'un régime doux
& humectant, arrivent quelquefois au
terme de la vieilleffe fans avoir d'os féfamoïdes, mais cela eft rare : nous en avons
tous, pour peu que nous vivions vieux,
les uns plus, les autres moins. On les
trouve aux pieds & aux mains, & un peu
au deffus de la partie poftérieure de chaque condyle du fémur, fous les attaches
fupérieures des mufcles gemeaux. Ils reffemblent ordinairement, quand ils font
bien forts & bien grands, à de certains
pois ronds & oblongs : il y en a qui font
tout-à-fait ronds & fphériques dans certaines perfonnes : il y en a d'autres où ils
font longs, & fe terminent par deux

pointes ou extrémités ; de sorte que leur grandeur & leur figure varie autant que leur nombre. Ceux du pied sont ordinairement les plus gros, & ceux des condyles du fémur ; on y peut distinguer deux faces. L'une de ces faces est très-lisse & très-polie, & ordinairement un peu applatie & cartilagineuse ; c'est par cette face que les os sésamoïdes glissent sur les extrémités articulaires des os. Leur autre face est moins polie, elle est la plus grande; elle est convexe & environnée de la substance tendineuse, à laquelle ils doivent vraisemblablement leur naissance.

Dans un âge un peu avancé, & dans les personnes qui ont vieilli dans des travaux pénibles, l'on trouve ordinairement quatorze os sésamoïdes : il y en a six aux mains, trois à chaque main ; six aux pieds, trois à chaque pied, & quelquefois quatre à cinq ; quatre sous les insertions des tendons supérieurs des gemeaux, deux pour chaque cuisse : dans chaque main il y en a deux sur le dedans de l'articulation de la première phalange du pouce avec la base de la seconde ; il y en a une troisième à l'articulation de la seconde phalange avec la troisième, celui-ci manque assez souvent : assez souvent encore on en trouve un, très-rarement deux, à l'articulation de la première phalange du

petit doigt avec le dernier os du métacarpe:
assez constamment l'on trouve à l'articulation de la première phalange du pouce
avec le grand os du métatarse, deux os
séfamoïdes ; j'en ai trouvé quelquefois
trois pour cette seule articulation : on en
apperçoit encore un fur l'articulation de
la première phalange du pouce ou gros
orteil, avec la base de la seconde phalange:
on en trouve aussi assez souvent un à deux
à l'articulation de la première phalange
du second orteil avec le second os du métatarse ; j'en ai quelquefois trouvé à l'articulation de la première phalange du
petit doigt avec le dernier os du métatarse;
il s'en trouve quelquefois aussi aux articulations des premières phalanges des autres doigts. Je ne dis rien ici de l'usage
des os séfamoïdes ; je me suis étendu assez
amplement fur cet article en décrivant les
os du pied : j'ajoute seulement que la circonférence de la face polie de chaque os
séfamoïde donne attache à une portion de
la capsule de l'articulation fur laquelle
roule cet os ; quand il y en a deux ou trois
pour la même articulation, la capsule
s'attache au contour des deux os, & non
pas au contour de chaque os en particulier : moyennant cette structure, il ne
se fait point d'épanchement de la liqueur
synoviale de l'articulation.

CHAPITRE XXXI.

Ligamens des Phalanges des Orteils.

LES premièrs phalanges sont attachées aux têtes des os du métatarse par deux ligamens latéraux : ces ligamens sont attachés postérieurement aux deux petites cavités latérales des têtes des os du métatarse, & se terminent antérieurement aux deux éminences latérales des bases des premières phalanges.

Ces deux ligamens sont fortifiés par des fibres ligamenteuses & tendineuses, qui forment une espèce de ligament orbiculaire qui a beaucoup d'épaisseur inférieurement, c'est-à-dire, du côté de la plante du pied : cette substance recouvre presque toute la partie inférieure de la tête de chaque os du métatarse ; elle s'ossifie quelquefois dans la vieillesse, & produit des os sésamoïdes ; elle s'ossifie toujours sous la tête du premier os du métatarse, & donne naissance aux deux os sésamoïdes de l'articulation de la première phalange du gros orteil avec la tête du premier os du métatarse ; elle s'ossifie encore presque toujours sous l'articulation de la première phalange du petit orteil avec la tête du cinquième os du métatarse, & produit le petit os féfamoïde que l'on obferve dans cette articulation. La feconde & la troifième phalange de chaque orteil eft maintenue dans fon articulation par deux ligamens latéraux, dont l'un eft latéral externe, & l'autre eft latéral interne.

Le ligament latéral interne de l'artitulation de la première phalange de chaque orteil eft attaché poftérieurement à la face latérale interne de la tête de la première phalange, & fe termine antérieurement à la partie latérale interne de la bafe de la feconde phalange.

Le ligament latéral externe eft attaché d'une part à la face latérale externe de la tête de la première phalange, & fe termine à la partie latérale externe de la bafe de la feconde.

Le ligament latéral interne de l'articulation de la feconde phalange de chaque orteil avec la bafe de la troifième, eft attaché poftérieurement à la face latérale interne de la tête de la feconde, & fe termine à la face latérale interne de la bafe de la troifième.

Le ligament latéral externe de cette même articulation eft attaché poftérieurement à la face latérale externe de la bafe de la feconde, & fe termine à la partie latérale externe de la bafe de la troifième.

Ces différens ligamens font fortifiés & recouverts d'une efpèce de ligament orbiculaire, qui eft produit par des expanfions aponévrotiques des tendons extenfeurs & des tendons des mufcles entr'offeux.

CHAPITRE XXXII.

Mouvemens des Os de la Cuiffe, de la Jambe & du Pied.

L'ARTICULATION de l'os de la cuiffe avec l'os innominé eft une énarthrofe faite par l'emboîtement de la tête de cet os dans la cavité cotyloïde. L'os fémur peut donc être remué dans prefque toutes les directions ; car le caractère des articulations par énarthrofe eft de rendre les os articulés , fufceptibles de mouvemens extrêmement variés : on le peut porter en devant, en arrière, l'approcher de fon pareil, & l'en éloigner ; tels font les quatre principaux mouvemens de l'os de la cuiffe. Quand cet os eft porté en devant, il fait un angle rentrant avec le devant du baffin ; cet angle difparoît, à mefure que l'os retourne dans fa fituation naturelle.

Le fémur n'est pas seulement susceptible de ces quatre mouvemens, il en peut exécuter beaucoup d'autres intermédiaires, mais que l'on peut toujours rapporter à quelqu'un des quatre principaux que je viens d'indiquer : outre ces mouvemens intermédiaires, il fait différens mouvemens de rotation.

Il s'en faut beaucoup que la tête du fémur dans ces quatre mouvemens se remue dans les directions suivant lesquelles nous voyons tout le corps de l'os se remuer : par exemple, dans le mouvement d'abduction nous voyons le corps du fémur s'approcher du fémur du côté opposé ; mais alors la tête du fémur s'éloigne du fond de la cavité cotyloïde, en glissant obliquement de bas en haut. Dans l'abduction nous voyons le fémur dans sa longueur s'écarter du fémur du côté opposé ; mais à mesure qu'il s'en écarte, le col du fémur devient tout-à-fait transversal ; l'axe de la tête s'écarte un peu du fond de la cavité, & se dirige obliquement en bas, sur-tout dans les grandes abductions. J'avertis que je parle ici des mouvemens de la cuisse quand nous sommes debout.

Dans le mouvement de flexion la tête ne décrit point de mouvement local dans la cavité cotyloïde, qui puisse en aucune façon être comparé à celui qu'elle parcourt dans les mouvemens d'adduction & d'abduction ; car dans la flexion directe , le centre de la tête du fémur ne se remue point , il garde toujours la même situation par rapport au centre de la cavité cotyloïde : la tête du fémur dans ce mouvement est un globe qui tourne sur lui-même , & l'os de la cuisse est une manivelle dont les muscles se servent pour faire tourner le globe osseux sur le centre de la cavité cotyloïde , & ce centre est aussi celui du mouvement de la tête du fémur.

L'extension de la cuisse se fait par un mouvement semblable , mais dans un sens opposé : dans ce dernier mouvement, comme dans le premier , la tête du fémur fait un demi-tour sur son axe. L'os de la cuisse est un levier qui fait angle avec le col & avec la tête du fémur , & c'est par ce long levier que les muscles font tourner avec une force incroyable le globe ou la tête du fémur dans la cavité cotyloïde, sans que l'axe de la tête du fémur cesse un instant de répondre à celui de la cavité sur laquelle elle tourne , quand l'os de la cuisse est fixé par le poids de notre corps , ainsi qu'il arrive quand nous sommes debout , appuyés sur les deux jambes à la fois ; si alors nous plions notre corps jusqu'à terre , c'est sur le fémur que nous tournons le baffin. Dans ce mouvement, appelé mouvement de flexion du tronc fur le baffin, la cavité cotyloïde de chaque os des iles tourne autour de la tête du fémur, à-peu-près comme la roue d'une voiture tourne autour de fon effieu : le même mouvement s'exécute, mais dans le temps de l'extenfion du tronc du baffin fur le fémur, c'eft-à-dire, quand nous nous redreffons, & à plus forte raifon quand nous renverfons notre corps en arrière pour appuyer nos mains fur la terre : mouvement affez familier à ceux qui fe donnent en fpectacle pour les tours d'agilité.

Il fuit de ce que je viens de dire, qu'il faut juger bien différemment des mouvemens de flexion & d'extenfion de la cuiffe, de ceux des autres os articulés par énarthrofe ; que le mouvement que l'on appelle mouvement de flexion, n'eft qu'un mouvement de rotation de la tête du fémur, qui tourne antérieurement de bas en haut fur fon centre ; & que le mouvement d'extenfion n'eft qu'un mouvement de rotation de la tête du fémur, qui tourne fur fon centre poftérieurement de bas en haut.

Nous pouvons avec l'extrémité inférieure de la cuiffe tracer une efpèce de cercle pendant que l'extrémité fupérieure ne fe remue prefque point ; l'os eft mu circulairement dans toute ſa longueur, mais la partie ſupérieure n'a preſque pas de mouvement : quand je dis que la partie ſupérieure du fémur ne ſe remue point dans le mouvement circulaire ou en fronde, je ne prétends pas parler de la tête du fémur, mais de la partie ſupérieure d'une ligne, qui paſſeroit entre la baſe du col du fémur & entre le grand trocanter, deſcendroit le long de l'os, & ſe termineroit en bas entre les deux condyles. Je dis donc que la partie ſupérieure de cette ligne, ou un point que l'on peut imaginer placé dans l'os innominé, & qui répond à cette ligne, eſt le véritable centre de ce mouvement, pendant que l'axe de la tête du fémur décrit un cercle dont l'axe fait un angle preſque droit avec celui de tous les cercles horizontaux que l'os décrit dans ſa longueur & par ſon extrémité inférieure, c'eſt-à-dire, que la tête du fémur décrit un petit cercle autour du centre de la cavité cotyloïde. Ce ſeroit donc une erreur de croire que dans le mouvement en fronde de l'os de la cuiſſe, la tête de cet os tourne ſur elle-même : elle tourne à la vérité, mais c'eſt autour d'un point placé à-peu-près au centre de la cavité cotyloïde. Ce ſeroit de même une erreur d'avancer que la tête du fémur ſoit le centre des mouvemens en fronde, puiſque cette tête elle-même en décrit un , mais dont la direction est aussi différente de celui que décrit le corps de l'os , que la direction du col & de la tête du fémur est différente de celle du cylindre de l'os de la cuisse. Nous devons conclure de ces réflexions , que l'os de la cuisse décrit un mouvement en fronde par sa tête & par toute la longueur de son corps à la fois ; que l'axe du mouvement en fronde du corps de l'os est une ligne droite prolongée directement en bas depuis le bord interne du grand trocanter , & que l'axe du mouvement de la tête du fémur est une ligne conduite presque transversalement du centre de la cavité cotyloïde jusqu'à la base du col du fémur.

Il paroît que M. Winslow (a) a senti cette vérité ; mais je ne puis m'empêcher de dire qu'il glisse bien légérement sur une matière assez difficile à être bien saisie.

La cuisse en général exécute six mouvemens, qui sont ceux d'adduction , d'abduction , de rotation en dedans , de rotation en dehors , de flexion , d'extension : si l'on joint à ces six mouvemens le mouvement en fronde , l'on aura l'idée de tous les mouvemens principaux de l'os de la cuisse. J'ai parlé de la flexion , de l'exten-

______

(a) *Tr. des Os* , p. *963.*

fion, du mouvement en fronde, de la rotation en dedans & de la rotation en dehors : dans quatre de ces mouvemens, qui font ceux d'adduction, d'abduction, de rotation en dedans & de rotation en dehors, la tête du fémur fait effort pour fortir de la cavité cotyloïde ; mais cette cavité cotyloïde étant très-profonde, & fa profondeur étant encore augmentée par un bourlet élaftique dont fon contour eft environné, le col de l'os s'appuie fur le bord de cette cavité, & devient le terme le plus étendu de ces quatre mouvemens.

En effet, comme dans ces quatre mouvemens l'axe de la tête décrit un mouvement local & s'avance vers les bords de la cavité, il auroit pu arriver luxation, fi la nature n'y avoit pas oppofé un obftacle auffi puiffant que le rebord offeux de la cavité, & principalement le bourlet élaftique dont ce bord eft environné. Pour fe convaincre que le bord élaftique eft le principal obftacle que la nature a oppofé aux luxations de la cuiffe, il fuffit, après avoir enlevé les mufcles qui recouvrent l'articulation de la cuiffe, de faire exécuter au fémur les quatre mouvemens d'adduction, d'abduction, de rotation en dedans, de rotation en dehors, & l'on verra la tête du fémur frotter avec

force

force contre ce bourlet : si on le coupe, & si on pousse la tête du fémur avec la même force qu'on la remuoit avant que le bourlet fût coupé, sur le champ la tête est poussée hors la cavité cotyloïde ; l'on verra que dans le mouvement d'une abduction forcée, la tête fait effort pour sortir par en bas, & qu'elle sortiroit en effet, si elle n'étoit retenue par le bourlet élastique : quand on est assis, si on écarte les cuisses, alors la tête fait effort pour sortir par devant : quand on fait une adduction forcée étant debout, comme cela arrive quand nous faisons passer avec force une cuisse derrière celle sur laquelle nous sommes appuyés, alors la tête fait effort pour sortir par en haut ; mais de ce côté le sourcil de la cavité & le bourlet étant extrêmement élevés, il n'y a pas de luxation à craindre. Il en est de même de la partie postérieure de la cavité ; le sourcil cotyloïdien y est plus élevé qu'à la partie antérieure & inférieure : c'est pourquoi la nature a fortifié le devant de l'articulation du fémur, d'un ligament extrêmement fort, que j'ai appelé ligament supérieur & antérieur. Ce ligament fortifie la capsule & le bourlet élastique, & les met en état de résister aux efforts que la tête du fémur fait dans certains mouvemens forcés pour sortir de la cavité : quelquefois ces obsta-

Partie IV.   I

cles sont trop foibles , & la tête sort réellement de la cavité par la partie antérieure
de son contour ; c'est ce qui arrive dans
les luxations les plus fréquentes.

Les mouvemens du tybia sur le fémur
sont moins multipliés ; cependant il s'en
fait plusieurs. En effet , le tybia est fléchi
& étendu par un double mouvement ordinaire aux pièces articulées par charnière ;
la grande cavité en forme de poulie , pratiquée entre les condyles du fémur , ne
contribue à ce double mouvement que
par sa partie inférieure. Le tybia dans l'extension glisse de derrière en devant , &
dans la flexion de devant en arrière sur la
face arrondie & convexe de chaque condyle du fémur. Le tybia fait encore un
mouvement de rotation en dedans & en
dehors sous le fémur , & il fait ce double
mouvement , soit que nous ayons la jambe
étendue , soit que nous ayons la jambe
fléchie.

Le mouvement de rotation du tybia
étendu est un mouvement de pivot; c'est
le tybia qui tourne sur son propre axe, ou
autour d'une ligne conduite depuis cette
éminence que nous avons appelée l'épine
du tybia, jusqu'au centre de la face articulaire de l'extrémité inférieure de cet os:
ce mouvement est facilité par les cartilages
semi-lunaires qui empêchent dans cette

action les surfaces des condyles de se frotter & de se détruire.

Le mouvement de rotation en dehors & en dedans du tybia fléchi, n'est point un mouvement de pivot : dans ce mouvement le condyle externe du tybia tourne autour du condyle interne ; de sorte qu'une ligne que l'on peut imaginer conduite du condyle interne jusqu'au pied , est l'axe de ce mouvement ; car , pour peu qu'on s'examine soi-même , l'on voit le condyle interne rester presqu'immobile ; & l'on sent en même temps le condyle externe faire tout le chemin. La raison de cela vient de ce que le condyle interne du fémur étant plus long que le condyle externe , quand nous avons la jambe fléchie , le premier de ces condyles est le seul qui soit fortement appuyé sur le tybia : le condyle externe du fémur dans cette attitude ne touche presque pas le tybia ; cette structure lui donne la faculté de glisser avec aisance , quand les muscles rotateurs de la jambe se mettent en contraction.

L'on peut donc distinguer trois mouvemens de l'os de la jambe. Le premier est un mouvement de charnière , tel est le mouvement de flexion & d'extension ; le second est un mouvement de pivot en un double sens opposé , c'est la rotation en dedans & la rotation en dehors ; le troisième est un glissement du condyle externe du tybia sous le condyle externe du fémur : c'est par ce dernier mouvement que se fait la rotation de la jambe, quand elle est fléchie.

Je regarde la rotule comme un os sésamoïde ; elle sert à garantir les tendons des muscles extenseurs, de la compression, de la meurtrissure & des déchiremens auxquels ils auroient été exposés : des fibres tendineuses auroient été détruites par le grand frottement qu'elles auroient essuyé dans les mouvemens de flexion & d'extension de la jambe. Il étoit donc nécessaire de terminer les muscles extenseurs de la jambe par une appendice osseuse, telle que la rotule, & que cette appendice eût une surface glissante qui la rendît propre à se prêter aux différentes directions que les muscles lui impriment par leur action. Pour que la rotule fût plus mobile, la nature, au lieu de la souder avec le tybia, ainsi que l'olécrâne est soudé avec l'os du coude, lui a donné un ligament très-fort, & ce ligament l'attache fortement au tybia.

La seule différence qu'il y a entre la rotule & les autres os sésamoïdes, consiste en ce que les tendons fléchisseurs des doigts passent sur les os sésamoïdes, pendant que les extenseurs de la jambe s'implantent à

la partie supérieure de la rotule, sans
passer devant ou sur cet os. Un tel passage
les auroit exposés à être meurtris quand
nous sommes à genoux ; car dans cette
attitude, tout le poids de notre corps est
appuyé sur la rotule : ainsi que les os séfamoïdes, la rotule écarte un peu la direction des puissances qui étendent la jambe
du centre du mouvement, & par conséquent elle augmente l'intensité de leur
action ; ajoutons encore à ce que je viens
de dire des avantages que nous procure la
rotule, que si elle n'étoit pas aussi mobile
qu'elle l'est, nous n'aurions pu tourner la
jambe à droite & à gauche ; en effet, si la
rotule étoit soudée avec le tybia, on la
pourroit comparer à l'olécrâne du coude,
l'articulation de la jambe avec la cuisse
feroit une véritable charnière à-peu-près
semblable à celle du cubitus avec l'humérus. Une telle articulation exclut tout
mouvement latéral : il étoit donc nécessaire que la rotule ne fût unie au tybia que
par une substance souple & flexible, telle
que celle du ligament qui l'attache à cet
os. Or les mouvemens de rotation de la
jambe nous sont d'une grande utilité ; à
la faveur de ces mouvemens, nous tournons les pieds en dedans & en dehors,
& nous sommes en état de faire tomber sur
eux la ligne de gravité de notre corps dans

bien des circonstances & des attitudes où elle seroit tombée hors du plan du pied, & par conséquent nous auroit entraînés avec elle, par une chûte précipitée. Le péroné suit le tybia dans tous les mouvemens de la jambe ; mais il n'a presque point de mouvement propre : son articulation avec la facette du condyle externe du tybia est une arthrodie, qui ne lui permet qu'un glissement très-borné ; mais ce glissement n'a aucun rapport avec les mouvemens du tybia, ce petit mouvement n'a d'autre usage que celui de permettre au péroné de prêter un peu dans les efforts violens des muscles auxquels il donne attache. Les mouvemens de l'extrémité inférieure du péroné sont encore moins sensibles que ceux de son extrémité supérieure ; elle est fixée dans la cavité latérale externe de l'extrémité inférieure du tybia par des fibres ligamenteuses très-courtes & très-fortes, & ces fibres l'attachent au tybia d'une façon si étroite & si serrée, que l'on peut regarder l'extrémité inférieure du péroné comme le centre immobile des petits mouvemens de glissement de l'extrémité supérieure de cet os. Cependant il n'est pas impossible que dans certains efforts, cette extrémité du péroné ait un petit mouvement de glissement; cette idée est fondée sur ce que la portion inférieure de la surface par laquelle elle touche le tybia , est recouverte d'une petite couche de substance cartilagineuse.

Si l'extrémité inférieure du péroné n'est pas mobile sur le tybia , elle l'est beaucoup sur la facette latérale externe de l'astragal ; elle fait tout le côté externe de l'articulation de la jambe avec le pied ; sans elle nous aurions été exposés à de fréquentes luxations du pied. Pour qu'elle nous mette à l'abri des luxations latérales du pied , la Nature l'a assujettie par des liens très-forts qui la lient presque aussi étroitement au tybia , que si elle étoit soudée avec cet os ; c'est elle qui forme cette éminence connue sous le nom de malléole externe. Pour qu'elle se remuât avec facilité sur la facette latérale externe de l'astragal , & pour que l'astragal se remuât facilement sur elle , la Nature l'a recouverte d'une couche de substance cartilagineuse.

Le péroné dans certains sujets fait une courbure dans sa partie moyenne , & la convexité de cette courbure regarde le tybia : il y a apparence que cette courbure n'est pas naturelle ; il se peut faire que les liens , dont se servent les nourrices pour serrer les jambes des enfans, donnent cette direction à cet os, qui dans un tel âge est très-foible.

I iv

Il est bon d'observer que le péroné n'est pas directement situé au côté externe du tybia, mais latéralement & postérieurement ; de sorte qu'après avoir mis les deux jambes d'un squelette debout dans leur attitude naturelle, si l'on en regarde le profil, le rayon visuel passe directement entre les deux péronés, & entre les deux tybia ; l'on peut même passer un stylet d'une longueur convenable à travers les deux écartemens qui séparent ces os.

L'articulation du pied avec l'astragal est un véritable ginglyme, qui exclut tout autre mouvement que celui de flexion & d'extension : ainsi c'est une erreur de croire que les mouvemens latéraux du pied se fassent sur l'extrémité inférieure de la jambe, car ils ne dépendent nullement de l'articulation du pied avec les malléoles, & avec la face concave de l'extrémité inférieure du tybia. Tous les os du tarse & du métatarse contribuent à ces mouvemens ; mais les uns y contribuent plus que les autres ; tous glissent un peu les uns sur les autres, à la faveur des surfaces lisses & polies, par lesquelles ils se touchent. Ils sont tous articulés les uns avec les autres par arthrodie. Le pied étant libre, c'est-à-dire, n'étant appuyé sur aucuns corps solides, si nous le remuons à droite & à gauche, alors tous les os du

tarse & du métatarse contribuent aux
mouvemens latéraux du pied ; mais quand
le calcaneum est fixé sur la terre ou sur un
plan quelconque, alors l'astragal glisse
sur les facettes du calcaneum, & l'os naviculaire glissant sur l'astragal, fait glisser
les trois os cunéiformes qui sont articulés
avec lui. L'on peut même regarder l'os
naviculaire comme celui de tous les os du
pied qui contribue le plus aux mouvemens latéraux de cette partie, parce qu'il
a beaucoup de jeu sur la tête de l'astragal,
& parce qu'il soutient lui seul les trois os
cunéiformes. Pendant que l'os scaphoïde
glisse sur la tête de l'astragal, l'os cuboïde
fait de petites glissades sur l'extrémité antérieure du calcaneum : par les différens
mouvemens de tous ces os, ainsi que des
os du métatarse sur les os cunéiformes &
sur l'os cuboïde, nous pouvons un peu
voûter ou courber le pied suivant sa longueur, & un peu suivant sa largeur ; tous
ces mouvemens des os du pied sont plus
sensibles dans l'enfance que dans l'âge parfait ; ils le sont plus dans l'âge parfait que
dans la vieillesse. Dans le dernier terme
de notre vie, ils ne sont presque pas sensibles ; mais il faut convenir que ceux qui
font de violens exercices dans des chauf-
sures gênantes, perdent beaucoup plus tôt
que les autres l'agilité de leurs pieds.

I v

Les articulations des premières phalanges des orteils fur les têtes des os du
métatarfe permettent toutes fortes de mouvemens ; elles font de véritables énar-
throfes ; cependant ces mouvemens ne
font pas bien multipliés, faute d'organes
propres à les produire, & parce que ces
articulations font bridées par les fibres ligamenteufes dont elles font environnées.

Les articulations des fecondes phalanges avec les premières, & des troifièmes avec les fecondes, font par charnières, & ne font fufceptibles que, de
deux mouvemens, dont l'un eft celui de
flexion, l'autre eft celui d'extenfion ; mais
ces charnières font fi incomplètes que s'il
y avoit des organes propres à tirer ces
phalanges dans des directions différentes
de celles qu'elles fuivent dans la flexion
& dans l'extenfion, elles fuivroient toutes
ces directions différentes ; leur mobilité
fe perd avec l'âge, & par les chauffures
étroites dont nous nous fervons ; il y a
peu de fujets avancés en âge, dans lefquels
l'on ne trouve quelques fecondes phalanges foudées avec les premières ; prefque toujours la troifième phalange des
deux premiers orteils eft foudée avec la
feconde.

CHAPITRE XXXIII.

De l'Os Hyoïde.

Après avoir parlé des os des extrémités inférieures, nous allons entrer dans la structure de plusieurs petits os, tels que l'os hyoïde & les osselets de l'organe de l'oüie. Après avoir donné l'exposition de l'os hyoïde, je décrirai la structure des cartilages du larinx; je finirai ce traité par l'anatomie des osselets de l'organe de l'oüie, & par une courte exposition des épiphyses, telles qu'on les trouve dans la jeunesse.

L'os hyoïde est situé à la partie antérieure & supérieure du col; il a quelque rapport à la figure d'un fer à cheval; il est convexe antérieurement, concave postérieurement; il se termine en arrière par deux extrémités assez aiguës. Nous pouvons distinguer dans cet os, deux faces, deux bords & deux extrémités; des deux faces, l'une est externe, l'autre interne; les deux faces sont placées obliquement, la face externe est convexe antérieurement : l'on y remarque quelques enfoncemens & quelques éminences pour l'attache de plusieurs muscles. Les faces examinées sur les deux branches postérieures de l'os sont plus petites & moins obliques ; la face inférieure est concave, plus grande en devant qu'en arrière. Des deux bords, l'un est supérieur, l'autre inférieur ; le bord supérieur décrit une portion de cercle plus petite que celle que décrit le bord inférieur : on remarque sur le bord supérieur de chaque côté une éminence, à laquelle est attaché un petit cartilage ligamenteux ; ces mêmes éminences donnent aussi attache à des fibres membraneuses qui se perdent dans la langue ; tout le bord supérieur donne aussi attache à un prolongement membraneux qui se répand ensuite sous la langue.

Le bord inférieur est plus grand que le supérieur, & donne insertion à une expansion membraneuse & ligamenteuse qui s'attache au cartilage tyroïde & à l'épiglotte. Pour déterminer avec plus de précision les attaches des différens muscles qui s'insèrent à l'os hyoïde, on y a distingué trois parties principales, dont l'une est appelée la base de l'os hyoïde, les deux autres sont nommées les cornes de l'os hyoïde : on a été d'autant plus fondé à faire cette distinction, que dans l'enfance, & quelquefois même dans l'âge parfait, cet os est réellement divisé en trois pièces, dont une est placée en

devant & tranfverfalement , les deux
autres font fituées en arrière. Une double
couche cartilagineufe unit la pièce tranfverfale antérieure avec les deux latérales ;
la pièce tranfverfale antérieure a été appelée la bafe de l'os hyoïde ; les deux
poftérieures ont été nommées les cornes
de l'os hyoïde. La bafe par fes extrémités
fe foude fi exactement avec les cornes ,
qu'il ne refte aucun veftige de la couche
cartilagineufe qui les féparoit ; c'eft des
deux extrémités de la bafe , & un peu plus
antérieurement , que s'élèvent les deux
petites apophyfes dont j'ai fait mention
en décrivant l'os hyoïde , comme compofé d'une feule pièce ; cette diftinction
de l'os hyoïde en trois parties n'exclut
point celle que j'ai donnée des faces &
des côtés ; aux deux extrémités poftérieures des cornes , s'attachent deux ligamens qui lient l'os hyoïde avec les apophyfes ftyloïdes.

L'os hyoïde eft comme en l'air , c'eft-
à-dire, qu'il eft libre de toute articulation
immédiate avec aucun os : on l'a appelé os
hyoïde ou ypfiloïde , par la reffemblance
qu'on lui a trouvée avec la lettre grecque
ϒ ; mais cette reffemblance a été copiée
d'après l'os hyoïde des animaux ; elle n'a
point lieu dans l'os hyoïde humain , il
reffemble à notre U.

La substance de l'os hyoïde est en partie cellulaire, & en partie compacte ; pour le mettre en situation, il faut placer la convexité de sa base en devant, & en haut celui de ses bords qui décrit une plus petite portion de cercle ; il faut aussi que ces cornes soient placées horizontalement.

L'usage de l'os hyoïde est de donner à la langue & à ses muscles une base solide ; il est emporté par un mouvement commun avec la langue en haut, en bas, en devant, en arrière & sur les côtés ; il donne insertion aux ligamens hyo-styloïdiens, au ligament membraneux glosso-hyoïdien ; au ligament tyro-hyoïdien, au ligament hyo-épiglottique, aux muscles styloï-hyoïdiens, au milo-hyoïdien, aux genio-hyoïdiens, aux sterno-hyoï-diens, aux omo-hyoïdiens, aux muscles basioglosses, aux kératoglosses, aux hyo-épiglottiques, aux hyo-pharingiens, aux tyro-hyoïdiens.

Il donne insertion aux ligamens hyo-styloïdiens, par les extrémités de ses cornes ; au ligament glosso-hyoïdien, par son bord supérieur ; au ligament hyo-ty-roïdien, par son bord inférieur ; au li-gament hyo-épiglottique, par la partie moyenne du bord inférieur de sa base.

Il donne insertion aux muscles stylo-hyoïdiens, par la partie de ses cornes qui est près de sa base ; au milo-hyoïdien , par son bord supérieur ; aux genio-hyoïdiens , par la face antérieure de sa base près du bord supérieur ; aux sterno-hyoïdiens , par sa face antérieure & le bord inférieur de la base ; aux omo-hyoïdiens , par la partie des cornes la plus proche de la base ; aux basio-glosses , par la partie antérieure & supérieure de la base ; aux kératoglosses , par presque toute la longueur des cornes ; aux hyo-épiglottiques , par la face interne & concave de sa base ; aux hyo-pharingiens , par la face externe de ses cornes & par leurs extrémités postérieures ; aux tyro - hyoïdiens , par le bord inférieur de sa base & par les extrémités antérieures de ses cornes. Il donne aussi attache à deux petits cartilages ligamenteux , par les deux petites apophyses qui s'élèvent du bord supérieur de sa base.

CHAPITRE XXXIV.

Des Cartilages du Larinx.

Il paroîtra peut-être d'abord peu convenable de donner dans un Traité d'Ostéologie la description des cartilages qui forment l'organe de la voix : une telle matière auroit peut-être été mieux placée dans un traité de Physiologie, ou dans un traité des viscères & des organes des sens. Cependant, comme il y a beaucoup de rapport entre la structure des cartilages & celle des os ; comme ceux que nous allons décrire sont les points fixes de bien des muscles, & qu'ils sont à l'égard de l'organe de la voix ce que sont les os à l'égard de l'organe de l'oüie & de l'organe de l'odorat, je n'ai pas cru devoir finir cet Ouvrage sans entrer dans le détail de la structure des cartilages du larinx.

Le larinx fait l'ouverture ou l'extrémité supérieure d'un canal, en partie cartilagineux, en partie membraneux & musculeux, qui laisse passer aux poumons & qui en laisse alternativement sortir l'air nécessaire à la respiration : ce canal est appelé trachée-artère. Ce seroit trop empiéter sur la Splanchnologie, que d'exposer ici la structure de tout ce canal : nous nous bornerons donc à décrire les parties cartilagineuses qui forment son ouverture supérieure.

Le larinx est l'assemblage de cinq cartilages, dont l'un est appelé cartilage tyroïde, le second est nommé cartilage cricoïde, deux autres se nomment cartilages ariténoïdes, le cinquième est l'épiglotte. Il est plus grand en devant qu'en arrière ;

il forme au haut de la gorge cette boſſe
ou éminence, plus ou moins ſaillante ſuivant les ſujets, appelée du vulgaire la
pomme d'Adam; vu par devant il reſſemble un peu à deux mains qui ne ſe tou-
cheroient que par un de leurs bords, &
qui ſeroient médiocrement écartées par
leur autre bord ; il eſt convexe antérieurement ; il eſt auſſi plus long par devant & ſur les côtés que par derrière. On
le peut diviſer en deux parties, une ſupérieure & une inférieure. La partie ſupérieure du larinx eſt formée par quatre cartilages, qui ſont, le cartilage tyroïde,
l'épiglotte, & les deux cartilages ariténoïdes. La partie inférieure du larinx eſt
formée par le cartilage cricoïde & par
l'extrémité inférieure du cartilage tyroïde.

En examinant le larinx par devant,
l'on apperçoit trois cartilages; le premier
& le plus élevé eſt l'épiglotte ; le ſecond,
en comptant de haut en bas, eſt le cartilage tyroïde ; le dernier eſt le cartilage
cricoïde. En examinant le larinx par ſa
partie poſtérieure, l'on apperçoit encore
le cartilage tyroïde, mais il ne s'étend
pas tout-à-fait poſtérieurement ; c'eſt le
cartilage cricoïde qui forme preſque toute
la partie poſtérieure du larinx : ſur une
éminence très-conſidérable de ce cartilage
ſont appuyés les deux ariténoïdes : ſur le

sommet de chacun des ariténoïdes on apperçoit encore deux petits cartilages qui
manquent affez fouvent ; la grande éminence du cricoïde & les deux ariténoïdes
font renfermés dans un grand écartement
du cartilage tyroïde. Des cinq cartilages ,
il n'y en a que deux qui ayent un mouvement propre , bien fenfible ; ce font les
deux ariténoïdes : les deux autres font
élevés & abaiffés par un mouvement
commun. Le tyroïde a auffi un petit mouvement propre fur le cricoïde. Quant à
l'épiglotte , je doute beaucoup qu'elle ait
de mouvement propre : je penfe qu'elle
n'eft remuée que par la bafe de la langue ,
& par un mouvement commun avec le
cartilage tyroïde & l'os hyoïde.

CHAPITRE XXXV.

Du Cartilage Tyroïde.

LE cartilage tyroïde eft le plus grand
des cartilages du larinx ; on l'appelle fcu-
tiforme , par la reffemblance qu'il a aux
boucliers des anciens foldats ou à la garde
d'un fabre : Columbus & Vefale difent
avoir trouvé deux cartilages tyroïdes.
Nous le diviferons en partie antérieure ou

moyenne, & en deux parties latérales
que nous appellerons les aîles du tyroïde.
Nous y distinguerons deux faces, une
antérieure ou externe, & une postérieure
ou interne. La face antérieure est très-
convexe par devant, elle est applatie &
oblique sur les côtés ou les aîles; la face
postérieure est concave. La première présente quelques inégalités : l'on y apperçoit assez souvent une éminence en forme
de ligne oblique, qui partage en deux la
face externe des deux aîles : cette face est
en partie recouverte dans le frais par une
glande considérable par sa grandeur, appelée la glande tyroïde. La face postérieure est aussi un peu concave; elle donne
attache par sa partie moyenne & supérieure au ligament de l'épiglotte : au haut
de la partie moyenne l'on apperçoit une
échancrure angulaire, profonde, qui, si
elle étoit continuée jusqu'en bas, divi-
seroit le cartilage en deux parties égales.

Les deux aîles ou parties latérales du
cricoïde sont larges & longues, applaties;
elles vont obliquement de devant en arrière & de dedans en dehors; elles naîs-
sent de la partie moyenne comme d'un
germe commun : nous distinguerons chacune des aîles en deux faces & trois
bords. Nous avons parlé des faces en décrivant la partie moyenne. Des bords,

l'un eſt ſupérieur, l'autre inférieur, le troiſième eſt poſtérieur. Le bord ſupérieur commence à l'échancrure angulaire; il forme d'abord une convexité, enſuite il marche droit juſqu'au bord poſtérieur: ce bord donne attache au ligament hyo-ty-roïdien. Le bord inférieur du cartilage tyroïde eſt un peu plus petit que le ſupé-rieur; il parcourt de devant en arrière toute la largeur de l'aîle, & ſe confond avec le bord poſtérieur; il donne attache à un ligament qui l'unit au cartilage cri-coïde & au muſcle crico-tyroïdien. Le bord poſtérieur a une direction verticale; il monte droit depuis le bord inférieur juſqu'au ſupérieur; il forme par ſa partie ſupérieure un prolongement en forme d'apophyſe cartilagineuſe, & ce pro-longement eſt attaché à l'extrémité poſ-térieure de la corne de l'os hyoïde: on l'appelle corne ſupérieure du cartilage tyroïde. Le bord poſtérieur forme encore inférieurement un prolongement preſque ſemblable à la corne ſupérieure, mais moins droit & plus court; on l'appelle corne inférieure du cartilage tyroïde: ainſi le cartilage tyroïde a quatre cornes, deux ſupérieures & deux inférieures; ſes deux cornes inférieures embraſſent la par-tie inférieure & poſtérieure du cartilage cricoïde, & eſt liée à ce cartilage par

des fibres ligamenteuses très-courtes.
Nous avons indiqué ci-dessus une ligne
oblique qui partage la face externe de
chaque aîle du cartilage tyroïde : cette
ligne par son bord supérieur donne attache au muscle tyro-hyoïdien, & par son
bord inférieur au muscle sterno-tyroïdien;
elle donne aussi insertion par son extrémité postérieure au muscle tyro-pharingien.

Le cartilage tyroïde conserve long-
temps sa consistance cartilagineuse; mais
il la perd avec l'âge, & il devient dans
la vieillesse tout-à-fait osseux dans bien
des personnes; dans d'autres, il est osseux
dans quelques endroits, & cartilagineux
dans d'autres : ce changement de substance
ne se fait que par degrés.

L'usage du cartilage tyroïde est de former la plus grande partie de l'étendue ou
du coffre du larinx, d'augmenter la force
des sons par l'aptitude qu'il a à réfléchir
les vibrations de l'air, d'être comme le
rempart qui met à l'abri tous les res-
sorts de l'organe de la voix : il peut par
ses mouvemens sur le cricoïde étendre ou
diminuer la surface du larinx, & par conséquent augmenter ou diminuer le nombre des points de réflexion à l'air agité
par les organes de l'expiration ; il donne
attache au ligament de l'épiglotte, à

l'extrémité antérieure du double ligament
de la glotte, au ligament crico-tyroïdien
inférieur, au ligament hyo - tyroïdien,
aux ligamens crico-tyroïdiens postérieurs,
aux muscles tyro-hyoïdiens, aux muscles
crico - tyroïdiens postérieurs, aux crico-
tyroïdiens inférieurs, aux sterno-tyroïdiens, aux tyro-pharingiens, aux tyro-
épiglottiques, aux tyro-glottiques, aux
tyro-ariténoïdiens.

Il donne insertion au ligament de l'épiglotte, par la surface interne & par le
sommet de sa partie moyenne; aux ligamens de la glotte, un peu au dessous du
précédent; au ligament tyro-hyoïdien,
par son bord supérieur; au ligament tyro-
cricoïdien, par son bord inférieur; aux
ligamens crico-tyroïdiens postérieurs, par
la surface interne de ses aîles attenant ses
bords postérieurs; aux petits ligamens
tyro-hyoïdiens postérieurs, par ses deux
cornes ou apophyses postérieures.

Il donne insertion aux muscles tyro-
hyoïdiens, par le bord supérieur de la
ligne oblique qui partage la face externe;
aux sterno-tyroïdiens, par le bord inférieur de cette même ligne; au crico-tyroïdien antérieur, par son bord inférieur;
au tyro-pharingien, par l'extrémité postérieure de cette ligne oblique; au tyro-
glottique, par la face interne de sa partie

moyenne ; aux tyro-aríténoïdiens, par la face interne de ses aîles ; à quelques fibres qui se jettent aux bords de l'épiglotte, par son bord supérieur.

Pour placer le cartilage tyroïde dans sa situation naturelle, il faut que sa convexité regarde en devant, & les deux apophyses les plus longues des bords postérieurs en haut.

La substance du cartilage tyroïde est souvent osseuse dans la vieillesse ; si on le casse, l'on y apperçoit dans plusieurs endroits un tissu cellulaire renfermé entre deux tables d'une substance presque compacte.

Le cartilage tyroïde est représenté dans les planches de plusieurs Anatomistes. L'on apperçoit très-distinctement dans la seconde planche de Casserius, insérée au livre quatrième de l'Anatomie de Spigel, fig. 4, les deux ailes du cartilage tyroïde, leur position oblique, leur réunion antérieurement, la convexité saillante qu'elles forment en se réunissant, l'isthme qui les sépare par en haut, les bords curvilignes des deux aîles, les cornes supérieures, leur union avec les cornes de l'os hyoïde, le ligament qui s'élève de chaque corne du cartilage tyroïde, le grand ligament qui remonte de l'isthme & qui se termine dans l'épiglotte. Dans la figure sixième &

dans la septième de la même planche,
l'on apperçoit très-clairement les bords
postérieurs des deux aîles ; l'organe de
la voix paroît comme embrassé dans sa
totalité dans le grand écartement des deux
aîles du cartilage tyroïde ; l'on n'y apperçoit pas distinctement les cornes inférieures, mais elles n'existent pas si constamment que les supérieures qui paroissent
très-manifestement dans ces deux figures.

Plusieurs de ces mêmes objets se font
encore appercevoir dans la figure seconde
& dans la troisième de la même planche.

Plusieurs de ces objets se découvrent
dans la planche quatrième d'Eustachi, &
principalement dans la quarante-deuxième,
figure première, seconde, neuvième &
onzième ; l'on y distingue sur-tout avec
beaucoup de netteté les cornes inférieures
du cartilage tyroïde, & son union avec le
cartilage cricoïde. Dans la première figure
l'on découvre la face interne du cartilage
tyroïde, que l'Auteur a écartée, afin que
l'appareil admirable des muscles du larinx
se présentât aux yeux ; l'on voit très-clairement le ventricule du larinx, placé
transversalement dans la région moyenne
inférieure du cartilage tyroïde, & presque
de niveau avec la base du cartilage ariténoïde.

La plupart de ces objets se découvrent
encore

encore. très-clairement dans les figures première & seconde de Santorini ; dans les figures premières & seconde de M. Morgagni.

Les ligamens qui attachent le cartilage tyroïde au cricoïde , sont très-forts & très-courts ; j'ai déterminé leurs attaches. Fabricius & Walter pensent que le cartilage tyroïde peut un peu s'abaisser dans la cavité du larinx : ce dernier croit même que cela arrive, quand nous nous donnons une voix rugissante. Cette action ne me paroît nullement impossible , les muscles crico-tyroïdiens & les sterno-tyroïdiens étant des muscles assez forts pour produire un tel abaissement.

CHAPITRE XXXVI.

Du Cartilage Cricoïde.

LE cartilage cricoïde est situé à la partie inférieure du larinx : il ressemble un peu à ces anneaux garnis d'un cachet que l'on porte au doigt ; il est le plus fort & le plus épais des cartilages du larinx. Nous le diviserons en partie antérieure & en partie postérieure. L'antérieure est plus grande que la postérieure, c'est-à-dire,

elle forme une plus grande portion de
l'anneau cartilagineux que la postérieure ;
car elle est plus petite relativement à son
volume & à son épaisseur. La postérieure
ne forme plus qu'une petite portion de
l'anneau, & à cet égard est plus petite
que l'antérieure ; mais sa masse est beaucoup plus épaisse, plus haute & plus large.
Nous distinguerons dans la partie annulaire deux faces & deux bords. Des deux
faces, l'une est externe ou antérieure,
l'autre est interne. La face externe est convexe, de différente largeur en différens
endroits, & donne attache aux muscles
crico - tyroïdiens & aux muscles crico-
pharingiens. La face interne est concave,
& forme tout à la fois la partie supérieure
du canal de la trachée-artère & la partie
inférieure de la cavité du larinx ; elle
donne attache à la membrane qui tapisse
toute la surface interne de la trachée-artère. Le bord supérieur de la portion annulaire du cricoïde parcourt toute l'étendue de cette portion ; mais dans ce chemin il fait quelques inflexions & courbures ; il donne attache au ligament élastique qui unit le cartilage cricoïde au bord
inférieur du cartilage tyroïde. Le bord inférieur a la même étendue que le supérieur, & fait aussi dans son cours différentes inflexions ; il donne insertion à un

ligament qui l'unit au bord ou à l'anneau
supérieur de la trachée-artère, & que l'on
peut appeler ligament trachélo-cricoïdien.

La partie postérieure, ou *sigillaire*,
(s'il m'est permis de parler ainsi) est
haute, large & épaisse ; elle fait une éminence qui est reçue dans l'intervalle que
laissent entre elles les extrémités postérieures des aîles du cartilage tyroïde.
Nous distinguerons dans cette portion sigillaire deux faces, deux bords & deux
extrémités. Des deux faces, l'une est postérieure ou externe, & l'autre est antérieure ou interne. La face postérieure est
la plus grande ; elle est comme partagée
en deux parties égales, suivant sa longueur, par une éminence en forme de
ligne qui descend verticalement depuis
l'extrémité supérieure jusqu'à l'inférieure.
Chaque partie de la face postérieure ainsi
divisée est un peu concave, & donne insertion à un muscle appelé crico-ariténoï-
dien postérieur ; elle donne aussi attache
latéralement à plusieurs fibres ligamenteuses, par lesquelles la portion sigillaire
est assujettie dans son union avec les bords
postérieurs des aîles du cartilage tyroïde.
La face interne ou antérieure de la portion sigillaire du cricoïde est concave ;
elle est tapissée de la membrane inférieure
du larinx. Les deux bords de cette émi-

nence ou portion sigillaire en parcourent toute la longueur de haut en bas , & sont contigus à la face interne des aîles du cartilage tyroïde qui les tiennent comme embrassés ; ils donnent insertion à quelques fibres ligamenteuses qui les affermissent dans leur union au cartilage tyroïde. Les deux bords ne touchent pas par en haut immédiatement le cartilage tyroïde ; ils laissent entre eux & lui un espace angulaire , & donnent dans cet espace insertion à des fibres ligamenteuses qui les attachent au tyroïde , & à deux muscles appelés crico-ariténoïdiens latéraux ou dilatateurs de l'ouverture de la glotte.

Des deux extrémités de la portion sigillaire , l'une est supérieure , & l'autre inférieure ; l'inférieure est plus large que la supérieure , & donne attache à la membrane postérieure de la trachée-artère ; l'extrémité supérieure est plus étroite à la vérité que la base , mais elle est plus épaisse , elle porte deux empreintes articulaires dont elle est presqu'entièrement recouverte : ces deux empreintes sont un peu convexes, & s'articulent avec les faces inférieures des cartilages ariténoïdes , auxquels elles servent de base & d'appui. L'extrémité supérieure donne insertion à une membrane ou capsule très-fine , qui sert à son articulation avec les

cartilages ariténoïdes, & à trois muscles
dont l'un est appelé ari-ariténoïdien ou
ariténoïdien transversal ; les deux autres
sont appelés les ariténoïdiens croisés ; ces
trois muscles sont les constricteurs de la
glotte.

Le cartilage cricoïde est articulé avec
quatre cartilages, qui sont les deux ariténoïdiens, le cartilage tyroïde, & le premier anneau cartilagineux de la trachée-
artère ; mais il ne touche pas toujours
immédiatement ce dernier ; il ne lui est
très-souvent uni que par l'interposition
d'une substance ligamenteuse ; & quand
il le touche immédiatement, ce n'est que
par endroits.

Il est articulé avec les deux cartilages
ariténoïdiens par l'extrémité supérieure
de la portion sigillaire ; il est uni avec le
cartilage tyroïde par ses deux bords ou
côtés de la portion sigillaire ; & avec le
premier anneau cartilagineux de la trachée-artère par le bord inférieur de sa
portion annulaire : sa substance se change
souvent avec l'âge en une substance osseuse.

L'usage du cartilage cricoïde est de former une partie du larinx, de servir de
base & d'appui aux cartilages ariténoïdes,
de servir de point fixe aux anneaux & à
la membrane de la trachée-artère , de

multiplier les réflexions des rayons fonores, de donner insertion aux ligamens
crico - tyroïdiens inférieurs & aux ligamens crico - tyroïdiens postérieurs, aux
membranes de la trachée - artère, aux
capsules articulaires des cartilages ariténoïdes, au ligament crico-trachéal, au ligament crico-tyroïdien, aux muscles crico-tyroïdiens, aux muscles crico-pha-
ringiens, aux crico - ariténoïdiens postérieurs, aux crico-ariténoïdiens latéraux,
au muscle ari-ariténoïdien, aux crico-ariténoïdiens croisés, à la portion antérieure du pharinx.

Il contribue à la formation du larinx
par sa portion annulaire & par son éminence postérieure; il sert d'appui aux
principaux instrumens de la voix, en
soutenant par l'extrémité supérieure de
sa portion sigillaire les deux cartilages
ariténoïdes, & en donnant insertion
aux muscles qui dilatent & à ceux qui
resserrent l'ouverture de la glotte; il multiplie les points de réflexion des rayons
sonores, par toute sa surface interne; il
donne insertion aux ligamens crico-tyroïdiens postérieurs, par les deux côtés de
sa portion sigillaire; aux ligamens crico-
tyroïdiens inférieurs, par le bord supérieur de sa portion annulaire; au ligament
crico-trachéal, par le bord inférieur de

cette même portion ; à la membrane inférieure de la trachée-artère, par la surface
interne de sa portion annulaire, & par l'extrémité inférieure de sa portion sigillaire ;
aux capsules de ses articulations avec les
cartilagesariténoïdes, par la double facette articulaire de l'extrémité supérieure
de sa portion sigillaire ; à la partie antérieure du pharinx, par la ligne verticale
qui divise la face postérieure de sa portion
sigillaire.

Il donne origine aux muscles crico-
tyroïdiens, par la face externe de sa
portion annulaire ; aux muscles crico-
pharingiens, par cette même face & plus
postérieurement ; aux muscles crico-ariténoïdiens postérieurs, par la face postérieure de la portion sigillaire ; aux muscles crico-ariténoïdiens latéraux, par les
extrémités supérieures des deux côtés ou
bords de la portion sigillaire ; aux fibres
inférieures du muscle ari-ariténoïdien,
par l'extrémité supérieure de la portion
sigillaire ; aux muscles crico-ariténoïdiens
croisés, par l'extrémité supérieure de la
portion sigillaire.

Pour mettre le cartilage cricoïde dans
sa situation naturelle, il faut placer en
devant la portion annulaire, & il faut
que la plus étroite & la plus épaisse des
extrémités de la portion sigillaire soit en
essus.   K iv

Le cartilage cricoïde a été décrit par Galien & par Vesale : Vesale le comparoit, ainsi que nous, à un anneau. C'est donc sans fondement que plusieurs Modernes indiquent ce cartilage par le titre d'innominé.

La forme du cricoïde paroît très-clairement dans la planche quarante-deuxième d'Eustachi, figures première, seconde, septième, dixième, neuvième & onzième. Sa portion annulaire est ordinairement moins large dans la nature qu'elle ne paroît dans ces figures. L'on y voit distinctement la grande étendue postérieure de ce cartilage; son articulation avec les cartilages ariténoïdes & avec le cartilage tyroïde s'y découvre, ainsi que dans les figures huitième, sixième & septième de la planche seconde de Casserius, insérée au livre quatrième de l'Anatomie de Spigel.

Quand la substance de ce cartilage se transforme en une substance osseuse, l'on y apperçoit beaucoup de cellules renfermées entre deux tables d'une substance compacte.

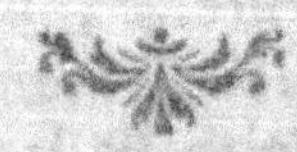

CHAPITRE XXXVII.

Des Cartilages Ariténoïdes.

LES deux cartilages ariténoïdes font fitués l'un auprès de l'autre fur le fommet de la portion figillaire du cartilage cricoïde ; ils font fi près l'un de l'autre, qu'ils peuvent fe toucher dans quelques-uns de leurs mouvemens ; ils repréfentent une pyramide triangulaire & trois faces. La pointe de ces pyramides cartilagineufes regarde en haut ; elles font appuyées par leurs bafes fur le cartilage cricoïde. Nous y diftinguerons quatre faces, quatre angles, & trois bords ou côtés. Des faces, l'une eft interne, l'autre antérieure & externe ; la troifième eft poftérieure & un peu externe ; la quatrième eft inférieure ; elle eft la bafe de la pyramide. La face antérieure & externe eft un peu concave ; elle reçoit dans fa cavité, qui eft oblongue, une glande du nombre des conglomérées, & appelée glande arité-noïde ; elle monte en diminuant depuis la bafe jufqu'à la pointe. La face inté-rieure eft affez unie & légèrement con-vexe. La face poftérieure eft un peu con-cave ; elle monte en diminuant fucceffi-

K v

vement , ainsi que les deux précédentes ,
depuis la base jusqu'à la pointe ; elle
donne insertion aux muscles crico-ariténoïdiens croisés , & au muscle ari-ariténoïdien. La face inférieure est toute articulaire ; elle est appuyée sur le sommet
de l'éminence du cartilage cricoïde ; elle
est assez souvent un peu concave , quelquefois je l'ai trouvée toute droite : M.
Duvernei dit avoir observé une substance cellulaire dans la base de ce cartilage.

De la base s'élèvent trois bords ou trois
côtés angulaires qui se prolongent jusqu'à
la pointe.

Des quatre angles ou extrémités , l'un
est supérieur , les trois autres sont placés
autour de la base. Des trois angles inférieurs , l'un est postérieur , l'autre est antérieur , le troisième est externe. L'angle
antérieur est fort allongé & se perd dans
le bord de la glotte dont il fait partie ;
il donne attache aux fibres ligamenteuses
ou cordes sonores de la glotte. L'angle
postérieur est beaucoup plus gros , & fait
par conséquent une pointe plus ou moins
longue. L'angle externe est aigu & forme
une pointe plus ou moins longue , suivant
les sujets ; il donne attache au muscle
crico - ariténoïdien latéral & au muscle
ari - ariténoïdien. La pointe ou l'angle
supérieur est quelquefois surmontée d'un

petit cartilage oblong , vacillant fur la pointe du cartilage ariténoïde , enveloppé de la même membrane ; il eft attaché à la pointe de la pyramide par un ligament très-court : on a appelé ce petit cartilage le petit ariténoïde.

Il y a beaucoup de variétés dans la longueur totale du cartilage ariténoïde , il y en a encore plus dans la longueur des angles inférieurs : il eft vraifemblable que ces variétés doivent beaucoup influer fur la diverfité des voix. La bafe de ce cartilage eft auffi tantôt plus grande , tantôt plus petite , tantôt toute plate , tantôt concave : les faces font auffi tantôt plus , tantôt moins concaves; quelquefois le cartilage ariténoïde , depuis fa bafe jufqu'à fon fommet , paroît irrégulièrement arrondi.

Le cartilage ariténoïde eft articulé avec deux cartilages , favoir , avec le cricoïde & avec le petit ariténoïde. Il eft articulé avec le cricoïde , par fa bafe ; avec le petit ariténoïde , par fon extrémité fupérieure.

Sa fubftance eft la même que celle des autres cartilages du larinx ; elle s'offifie plus rarement & plus tard que celle des autres ; mais je l'ai trouvée offifiée.

L'ufage de chaque cartilage ariténoïde eft de former une des principales pièces de l'organe de la voix. Les mufcles fe fervent des deux cartilages ariténoïdes, comme de deux leviers, pour tendre ou relâcher les cordes sonores, pour ouvrir & pour resserrer l'ouverture de la glotte; en un mot, c'est à la précision, à la justesse, à la force ou à la foiblesse avec laquelle ils sont remués, que nous devons en partie la diversité des tons, la beauté & la justesse de la voix.

L'usage de chaque cartilage ariténoïde est encore de loger deux glandes mucilagineuses de la nature des conglomérées: on les appelle glandes ariténoïdiennes; de donner attache aux capsules de leurs articulations; aux petits ligamens qui les unissent aux petits cartilages ariténoïdes ou ariténoïdiens supérieurs; aux ligamens de la glotte; à la membrane du larinx; aux muscles crico - ariténoïdiens postérieurs; aux crico-ariténoïdiens latéraux; au muscle ari-ariténoïdien; aux crico-ariténoïdiens croisés.

Les cartilages ariténoïdes forment deux instrumens nécessaires à la voix, pour les raisons que nous avons exposées dans le paragraphe précédent; ils logent les glandes ariténoïdiennes dans les cavités de leurs faces antérieures; ils donnent insertion aux petits ligamens qui les unissent aux petits ariténoïdes, par leur extrémité supérieure; ils donnent in-

sertion aux petites capsules de leurs
articulations, par les contours de leurs
bases ; ils donnent insertion aux muscles
crico - ariténoïdiens postérieurs, par la
partie postérieure de leurs bases ; aux
crico - ariténoïdiens latéraux, par leurs
angles externes ; aux crico-ariténoïdiens
croisés, par la partie la plus élevée de
leurs faces postérieures ; au muscle ariténoïdien, par leurs faces postérieures.

Pour mettre les cartilages ariténoïdes
dans leur situation, & pour distinguer le
droit du gauche, la pointe surmontée du
petit ariténoïde doit être placée en dessus;
la face la plus droite & la plus unie doit
être placée en dedans, c'est-à-dire, doit
regarder l'autre cartilage ; la face qui loge
la glande, doit être placée en devant.

Les cartilages ariténoïdes dans le frais
n'ont point la forme triangulaire ; il est
besoin de les dépouiller de leurs enve-
loppes membraneuses pour découvrir leur
véritable figure. Examinés dans leur situation, & recouverts de la glande, des muscles & des membranes dont ils sont enve-
loppés, ils ressemblent, suivant les ex-
pressions de M. Morgagni, à une colline
terminée par deux têtes. Galien (a) séduit
par cette apparence trompeuse, ne fait

(a) *De usu partium*, lib. 7.

mention que d'un seul cartilage ariténoïde.

Ces cartilages sont représentés dans la planche quarante - septième d'Eustachi, figures première, neuvième, huitième, onzième & douzième ; dans la seconde planche de M. Morgagni, figures première, seconde & troisième ; dans la planche troisième de Santorini, figure première.

Dans l'articulation de la base de chacun de ces cartilages, il y a une petite couche de substance muqueuse : l'articulation est environnée d'une capsule très-mince & très-facile à détruire dans la dissection des muscles ; elle est attachée d'une part au contour de la base, & d'autre part au contour de la face articulaire du cartilage cricoïde.

CHAPITRE XXXVIII.

De l'Epiglotte.

L'ÉPIGLOTTE est un cartilage placé à la base de la langue devant la glotte & un peu plus haut. L'épiglotte ne peut jamais couvrir bien exactement la glotte ; elle ressemble assez à une feuille d'un arbuste que nous nommons le buis.

Nous y distinguerons deux faces, deux

extrémités & deux bords. Des extrémités, l'une est supérieure, l'autre inférieure ; celle-ci est la base de l'épiglotte.
L'extrémité supérieure est mince & terminée par un bord poli & recourbé :
l'inférieure est un peu plus épaisse ; elle
se termine dans un ligament qui l'attache
à la langue & au cartilage tyroïde ; ses
deux bords montent par une ligne de la
base à l'extrémité supérieure. Des deux
faces, l'une est antérieure , & l'autre
postérieure. L'antérieure est convexe , &
comme divisée en deux parties dans sa
longueur par une ligne longitudinale ; au
bas de cette ligne l'on remarque un petit
ligament membraneux, c'est une duplicature de la membrane qui recouvre la
base de la langue ; il ressemble un peu au
frein qui est sous la langue, ou à celui de
la lèvre supérieure de la bouche : dans
cette duplicature un petit muscle est renfermé, c'est un petit trousseau de fibres
qui s'élève de la langue , qui paroît dans
quelques sujets être une production du
muscle génio-glosse. La face postérieure est
concave. Ces deux faces sont recouvertes
d'une membrane très-mince , dans laquelle
on apperçoit de petites éminences ou
grains glanduleux à peine visibles , & de
petites ouvertures visibles,

La base de l'épiglotte est toute recouverte d'une membrane dont les fibres viennent les unes de la langue, les autres de l'os hyoïde, les autres du cartilage tyroïde. La membrane qui enveloppe les cartilages ariténoïdes, quand on la tire, semble avoir quelque connexion avec l'épiglotte; c'eſt ſans doute ce qui a au-toriſé quelques Anatomiſtes à donner à l'épiglotte des muſcles propres; l'un a été nommé gloſſo-épiglottique, deux autres ont été nommés ariténo-épiglot-tiques, deux tyro-épiglottiques, & deux hyo-épiglottiques. J'ai bien vu la mem-brane qui recouvre la baſe de l'épiglotte ſe jeter en partie ſur la langue, en partie ſur les ariténoïdes, en partie ſur le carti-lage tyroïde; mais je n'y ai point apperçu diſtinctement de fibres charnues, excepté un petit trouſſeau muſculeux qui s'élève de la pointe du cartilage ariténoïde, & qui ſe termine ſur le bord ou côté de l'épiglotte.

Pour placer l'épiglotte dans ſa ſituation naturelle, il faut placer en bas ſon extré-mité la plus épaiſſe, & ſa face convexe en devant.

L'uſage de l'épiglotte eſt de détourner de la glotte les corps ſolides ou fluides qui pourroient, quand nous avalons, s'in-ſinuer dans ſa cavité; elle fait l'office d'une eſpèce de pont, ſur la convexité

duquel les alimens gliffent pour être diri-
gés dans le pharinx ; les petits grains gran-
duleux qui font plongés dans fa membrane
& dans fa fubftance, féparent une liqueur
mucilagineufe qui lubréfie fa furface ; elle
multiplie par fa furface les points de réflexion des rayons fonores , & peut con-
tribuer à l'agrément de la voix.

Ce cartilage s'ulcère affez fouvent dans
le fcorbut & dans les maladies véné-
riennes ; je l'ai plufieurs fois trouvé ulcéré,
& même à demi-rongé.

Outre le ligament qui attache l'épiglotte à la bafe de l'ifthme , qui fépare
fupérieurement les deux aîles du cartilage
tyroïde , l'épiglotte a encore deux ligamens beaucoup plus minces & tout-à-fait
membraneux. Le premier eft repréfenté
dans la figure dixième de Cafferius , &
dans la figure quatrième de la planche
feconde de Cafferius , inférée au livre
quatrième de l'Anatomie de Spigel (a) :
ce ligament ne s'attache pas feulement au
cartilage tyroïde , il eft auffi très-adhé-
rent à la face interne de la bafe de l'os
hyoïde. MM. Winflow (b), Walther (c),

(a) *De laringe.*
(b) *Pag. 438.*
(c) *De deglutit. p. 6.*

Verheyen (*a*), &c. ont décrit ce fort ligament.

Ces ligamens ou plutôt ces expansions membraneuses, qui, suivant ce que je viens de dire ci-dessus, se continuent avec les membranes du fond de la bouche & du larinx, sont représentés dans la figure première de la planche première de M. Morgagni, & dans la figure quatre-vingtième de la dernière planche de Weitbrecht (*b*).

CHAPITRE XXXIX.

Des Cartilages des Narines.

La cloison osseuse qui partage la cavité du nez en deux parties ou cavités à peu près égales, ne fait pas elle seule cette séparation ; un cartilage très-grand & très-élastique fait une grande partie de cet ouvrage : on l'appelle avec raison le grand cartilage du nez, il est triangulaire. Nous y distinguerons une partie moyenne & deux latérales. Sa partie moyenne est située verticalement de bas en haut. Ses

(*a*) *Pag.* 178.
(*b*) *Syndesmol. p.* 215.

deux faces font une grande partie des foſſes
naſales ; il a trois bords, l'un eſt ſupérieur,
un autre eſt inférieur, le troiſième eſt
antérieur. Il eſt attaché par ſon bord ſupérieur à la ſurface interne des os propres du
nez ; par ſon bord poſtérieur & inférieur
il eſt attaché au vomer & aux os du palais ; ſon bord antérieur eſt libre & dégagé
de toute attache oſſeuſe ; il eſt auſſi le
plus court de tous.

Les parties latérales ſont obliques,
étroites, & d'ailleurs conformes aux
parties latérales de la voûte oſſeuſe. Il y
a tout le long de leur adoſſement ſur la
lame cartilagineuſe, une cannelure très-
ſuperficielle qui les fait paroître quelquefois comme deux pièces diſtinguées l'une
de l'autre & ſéparées de la lame, avec
laquelle néanmoins elles ne font qu'une
ſeule pièce continue. La cannelure ſuperficielle ſe termine en bas par une très-
petite crête.

Les deux faces de ce grand cartilage
ſont recouvertes de la membrane pitui-
taire. Il y a encore quatre autres cartilages, qui font l'extrémité & les aîles du
nez ; on les appelle cartilages latéraux.

Les cartilages latéraux ſont deux à
chaque côté de la portion ou bord antérieur & inférieur de la cloiſon cartilagineuſe ; l'un eſt antérieur, l'autre eſt

postérieur. Les deux antérieurs sont très-
recourbés en devant , & forment par la
rencontre de leur courbure le bout du nez.
Le petit intervalle des extrémités recour-
bées de ces deux cartilages est pour l'ordinaire rempli d'une espèce de tissu graif-
feux. Les deux cartilages forment les aîles
du nez. Ces cartilages font médiocrement
larges & d'une figure indéterminée.

Les bords des cartilages antérieurs ne
touchent pas immédiatement les bords
des cartilages postérieurs dans toute leur
étendue , d'où il résulte entre ces cartilages quelques espaces ; il y en a aussi
entre ces cartilages & les os maxillaires ;
il y en a encore entre ces cartilages & entre
le bord du grand cartilage. Le nombre de
ces espaces varie : ils font remplis de petites pièces cartilagineuses , comme des
espèces de cartilages accessoires , dont le
nombre , le volume , la figure varient ;
ils font aussi remplis par des fibres ligamenteuses.

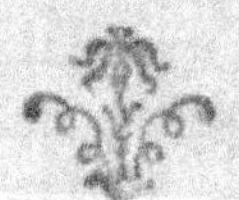

CHAPITRE XL.

Du Cartilage de l'Oreille.

LE cartilage de l'oreille repréſente en quelque ſorte le pavillon d'une trompette dont on auroit coupé un lambeau ; l'on obſerve dans ſa cavité différens replis. Ces plis ſont partagés par des enfoncemens.

Tous ces replis, les cavités qui les ſéparent, les éminences ou boſſes dont ils ſont relevés en quelques endroits, tendent tous vers une cavité commune, aſſez profonde, que l'on a appelée la conque. Cette cavité, de large & d'évaſée qu'elle eſt d'abord, ſe rétrécit, & forme dans le lieu de ſon plus grand rétréciſſement un conduit long d'un travers de doigt. L'extrémité ou bord de ce conduit eſt attaché par des fibres ligamenteuſes au contour du conduit auditif de l'os des tempes.

Le premier bord ou repli de l'oreille & le plus grand eſt appelé hélix ; ce bord ou repli fait une grande portion de cercle : un peu plus en dedans on remarque un ſecond pli moins grand que le premier, ſingulièrement courbé ; ce ſecond pli s'appelle ant-hélix. La corne ou extrémité

inférieure de l'ant-hélix est terminée par
une éminence appelée tragus : vis-à-vis
de cette éminence, & à la partie antérieure & un peu inférieure du contour de
la conque, se présente une seconde éminence presque semblable au tragus; elle
est appelée antitragus. Au dessous du tragus, la peau qui revêt les deux surfaces
du cartilage de l'oreille, se prolonge, &
forme comme une petite crête arrondie
par son bord inférieur & pendante de la
largeur d'un travers de doigt; cette partie
s'appelle le lobe de l'oreille, ce n'est
qu'un repli de la peau & un peu de graisse
au milieu: c'est cette partie que l'on perce
sans beaucoup de douleur pour placer un
anneau ou autres bijoux dont les Dames
s'ornent la tête; mais cet usage dans
tout l'Orient est aussi familier aux hommes
qu'aux femmes. Entre l'hélix & l'ant-hélix, on remarque un enfoncement qui se
prolonge de haut en bas en décrivant une
ligne courbe; il est assez profond par en
haut; à mesure qu'il descend, il devient
plus superficiel. Devant cet enfoncement
se remarque une convexité courbée, &
qui se confond par en bas dans l'ant-hélix.
Devant l'extrémité supérieure de cet enfoncement, & sur la naissance de l'ant-
hélix, est creusé un enfoncement beaucoup plus petit que celui dont nous avons

parlé, & qui communique avec l'extrémité supérieure du grand.

L'on remarque quelques trous ou entre-ouvertures dans le cartilage de l'oreille, & sur-tout dans la partie du cartilage qui forme la conque ; il y en a au moins un, & très-souvent deux. J'ai vu plusieurs fois des rameaux de l'artère qui se répand sur la face postérieure du cartilage, traverser l'un de ces trous pour se répandre ensuite sur la face interne du cartilage.

Le grand cartilage est tout d'une pièce depuis l'hélix jusqu'au conduit auditif : on peut y distinguer deux faces, une externe & une interne. Nous appellons face interne de l'oreille, celle qui se répand sur les reliefs que nous avons décrits, & qui va aboutir au conduit auditif. Nous appellons face externe du cartilage de l'oreille, celle qui revêt l'envers ou le contour extérieur du cartilage. La face externe est relevée de quelques bosses ou convexités qui répondent aux enfoncemens de la face interne, & creusée de quelques cavités qui répondent à quelques-unes des éminences. L'une & l'autre face est recouverte d'un prolongement de la tête, qui en cet endroit est fort mince & fort tendu. Sa surface est très-unie & très-propre à réfléchir les rayons sonores ; il s'y distribue plusieurs vaisseaux & plusieurs

filets de nerfs, dont les uns viennent de
la portion dure, les autres de la seconde
paire cervicale.

L'usage que l'on donne ordinairement
au grand cartilage de l'oreille, est de réu-
nir les rayons sonores en différens foyers,
& de les réfléchir du point de leur réunion vers la cavité de la conque ; quelques-uns de ses enfoncemens peuvent être
considérés comme des rigoles ou des demi-
porte-voix qui conduisent les rayons sonores dans la cavité de la conque & dans le
conduit auditif ; il est bien vraisemblable
qu'il se fait aussi quelque perception du
son, telle quelle, par le moyen des nerfs
qui se distribuent sur les surfaces du cartilage. Je connois un jeune Comte, qui
entend passablement bien, à ce qu'il m'a
dit, quoiqu'il ait rendu à la suite d'un
abscès dans l'oreille, tous les osselets &
la membrane du tympan ; mais ce qui
paroît presqu'incroyable, on reconnoît
dans les morceaux qui sont sortis de son
oreille, le limaçon. De cette observation on a lieu de présumer que l'organe
de l'ouïe a un siège plus étendu qu'on ne
le pense ordinairement; que le limaçon,
les canaux demi-circulaires, & tout cet
appareil admirable que nous verrons dans
la structure intérieure de l'oreille, ne
fait point elle seule l'organe immédiat de
l'ouïe,

l'ouïe, puisqu'on entend sans lui, & qu'il
n'est pratiqué que pour rendre cet organe
plus parfait. Il y a lieu de croire que la plupart des rameaux de la portion dure qui se
répandent sur le visage & sur l'oreille, contribuent à l'ouïe ; ce qu'il y a de certain,
c'est que la portion dure donne un ou
deux filets qui se répandent dans le laby-
rinthe, & cette découverte assure à la
portion dure la propriété de percevoir les
sons, puisqu'elle se distribue même dans
les endroits où la portion molle se distribue, & dans des détours où doivent se
faire sentir les plus fines & les plus délicates perceptions des accords ou des dis-
sonnances.

CHAPITRE XLI.

Des Cartilages Inter-articulaires.

L'ON remarque dans l'articulation de la
mâchoire inférieure, & dans celle du fémur avec le tybia, des cartilages que
l'on peut appeler *inter-articulaires*, pour
les distinguer de ceux qui revêtent les
extrémités des os. L'usage des cartilages
inter-articulaires est de faciliter le mouvement des os, de s'opposer à leurs luxations,

Partie IV.   L

& d'empêcher les extrémités offeufes de
fe froiffer avec trop de violence. Je
vais d'abord parler du cartilage inter-articulaire de la mâchoire inférieure , je
parlerai enfuite de ceux de la jambe.

CHAPITRE XLII.

Des Cartilages Inter-articulaires de la Mâchoire inférieure.

DANS l'articulation du condyle de la
mâchoire inférieure avec l'éminence convexe, tranfverfe & articulaire de l'os des
tempes , fe trouve une lame cartilagineufe , ovale , moins épaiffe dans fon
milieu qu'à fa circonférence , applatie,
concave dans fa double furface , très-liffe
& très-polie. Cette lame cartilagineufe
a une face fupérieure & une face inférieure ; la face fupérieure gliffe fous la
furface cartilagineufe de l'éminence tranfverfe : elle eft moins concave que l'inférieure ; celle-ci eft appliquée fur la facette
cartilagineufe du condyle de la mâchoire
inférieure , elle fuit ce condyle dans les
différens mouvemens qu'il fait fur l'os
des tempes ; mais elle ne lui eft point
affez intimement unie , pour l'empêcher

de glisser un peu sous elle dans certains mouvemens. Les deux extrémités de cet e lame ovalaire répondent aux deux ex r mités des condyles , & elle est attachée par son contour à la capsule articulaire. Le fond ou le canevas de sa substance , si l'on doit s'en rapporter aux sens , est cartilagineux ; il se peut qu'il entre aussi dans son tissu quelques fibres ligamenteuses : son contour est adhérent à la surface intérieure de la capsule ; quelques fibres du muscle ptérigoïdien externe s'y insèrent.

CHAPITRE XLIII.

Du Cartilage Inter - articulaire du Tybia.

DANS l'articulation du fémur avec le tybia se trouvent deux cartilages semi-lunaires , & par conséquent terminés par deux bords demi-circulaires , & par deux faces. Des deux bords , l'un est externe , l'autre est interne ; le bord externe est inégal , plus épais , & fait partie d'une cavité beaucoup plus grande que l'interne. L'interne qui est plus petit , est mince & tranchant ; des deux faces , l'une est supérieure & l'autre inférieure , elles sont

l'une & l'autre très-lisses & très-polies :
leur plan est oblique ; elles sont écartées
l'une de l'autre au bord externe du cartilage par toute l'épaisseur de ce bord ; elles
se rapprochent l'une de l'autre, & vont
se retrouver au bord interne du cartilage :
la face supérieure reçoit, soutient & laisse
glisser sur elle les deux condyles du fémur ;
la face inférieure est appliquée sur la face
articulaire des condyles du tybia, & glisse
un peu sur elle pour se prêter aux mouvemens de l'os de la cuisse sur le tybia,
& à ceux du tybia sur l'os de la cuisse.

Chaque face est de différente largeur
en différens endroits ; elle est plus large
au milieu du cartilage qu'à ses extrémités,
à peine a-t-elle un travers de doigt dans
sa plus grande largeur. Chaque cartilage
se termine par une double corne ou extrémité, & diminue de largeur à mesure
qu'il s'y termine ; ces deux cornes viennent finir à peu de distance de la base de
l'éminence qui partage les deux condyles
du tybia ; l'intervalle qui leur reste à parcourir pour atteindre cette éminence,
est parcouru par un prolongement ligamenteux qui sort de la corne du cartilage,
& qui va s'insérer à l'éminence ou épine
du tybia ; de ces deux cornes, l'une est
antérieure, & l'autre postérieure ; la
corne antérieure s'attache par son petit

ligament à la partie antérieure de l'épine ;
la corne postérieure s'attache à la partie
postérieure.

Il y a deux cartilages inter-articulaires
dans l'articulation du fémur avec la jambe.
L'un est appliqué sur le condyle externe
du tybia , l'autre sur le condyle interne :
de ces deux cartilages , l'un peut donc
être appelé interne , & l'autre externe.
Les deux faces du cartilage externe sont
un peu plus étendues en largeur que celles
du cartilage interne ; les fibres ligamenteuses qui attachent les quatre cornes ou
pointes de ces deux croissans cartilagineux se rencontrent dans leurs attaches à
l'épine du tybia ; le bord externe de ces
deux cartilages est adhérent à la capsule
articulaire. Le bord externe du cartilage
semi-lunaire externe donne attache à quelques fibres du tendon du biceps auprès de
sa corne ou pointe postérieure ; le cartilage semi-lunaire interne reçoit aussi à son
bord externe , près de sa corne postérieure , quelques fibres du tendon du
demi-membraneux.

La substance des cartilages semi-lunaires est vraiment cartilagineuse ; mais
elle est coupée de plusieurs traits de fibres
ligamenteuses ; il suffit , pour s'en convaincre , de les regarder entre le jour &
soi, & de les couper en différens sens.

Les cartilages des oreilles , les petits cartilages du nez , ceux des articulations des os du fémur avec les os des jambes , ont cela de particulier qu'ils ne s'offifient jamais ; il n'en eft pas de même du cartilage triangulaire du nez , je l'ai fouvent trouvé offifié dans la vieilleffe.

CHAPITRE XLIV.

Du Cartilage Inter-articulaire du Rayon.

Dans l'articulation (a) du rayon avec les os du carpe fe trouve un cartilage triangulaire d'environ une ligne d'épaiffeur ; il eft plus long que large ; il eft applati , très-liffe & très-poli ; il eft attaché par le petit côté de fon triangle à toute l'échancrucre fygmoïde ou latérale de la bafe du rayon , de forte qu'une de fes faces eft de niveau avec la grande face cartilagineufe de la bafe du rayon , & fa pointe directement vis-à-vis de la pointe ftyloïde du rayon ; l'autre face touche le fommet plat de la petite tête de l'os du coude

---

(a) *Expofit. anat. p.* 271 , 272.

fans y être attachée ; il eft attaché au rayon par des fibres ligamenteufes très-courtes ; il fuit les mouvemens de cet os, en gliffant fous le fommet de la petite tête de l'os du coude : ainfi il eft comme un allongement articulaire de la face inférieure de la bafe du rayon, & remplit dans l'état naturel le vide, qui paroît fi grand dans le fquelette, entre la petite tête de l'os du coude & l'os voifin du carpe.

CHAPITRE XLV.

Des Cartilages des Paupières.

Chaque paupière eft bordée d'un cartilage grêle, prefque triangulaire, un peu plus aigu à fes extrémités que dans le refte de fon étendue ; ce cartilage eft appelé le tarfe : il y en a un pour la paupière fupérieure, il y en a un autre pour la paupière inférieure ; ces deux cartilages font un peu courbés ; celui de la paupière fupérieure l'eft un peu plus que celui de la paupière inférieure ; il eft auffi un peu plus long. La convexité de leur courbure regarde en devant ; leur concavité regarde le globe de l'œil ; ils s'étendent depuis le grand angle de l'œil jusqu'au petit ; les deux extrémités de chaque tarse font liées avec les deux extrémités de l'autre, par de petites fibres ligamenteuses.

On diſtingue dans chaque tarse trois faces, dont deux font très-liſſes & très-polies, continuellement humectées par la liqueur lacrymale, & par une liqueur onctueuſe, ſéparée par les glandes de Meybomius. Des trois faces du tarse ſupérieur, l'une eſt inférieure, l'autre externe & ſupérieure, la troiſième eſt interne ; la face inférieure eſt très-liſſe & très-polie, & frappe, toutes les fois que nous fermons la paupière, la face ſupérieure du tarse inférieur. La face interne eſt pareillement liſſe & polie, & recouverte des glandes de Meybomius & d'un prolongement de la conjonctive ; on y remarque de petites raies : la face inférieure eſt pareillement recouverte d'un prolongement très-fin de la conjonctive, & percée par les petits canaux excrétoires des glandes de Meybomius. La face externe & ſupérieure eſt recouverte de la peau & des fibres du muſcle orbiculaire. Des trois faces du tarse inférieur, l'une eſt ſupérieure, l'autre interne, la troiſième eſt externe & inférieure ; la ſtructure de la face ſupérieure ne diffère en rien de celle de la face inférieure du tarse ſupérieur ; l'interne reſ-

semble auſſi à la face interne du tarſe ſupérieur ; l'inférieure répond par ſa ſtructure à la face ſupérieure du tarſe ſupérieur.
La face ſupérieure du tarſe inférieur, &
la face inférieure du tarſe ſupérieur ſont
percées auprès du grand angle de l'œil,
par l'ouverture d'un canal oblique, appelé conduit lacrymal : ces deux petites
ouvertures ſont appelées les points lacry-
maux.

L'on trouve quelquefois un cartilage
inter-articulaire dans l'articulation de la
clavicule avec l'acromium. Il y a encore
un cartilage mobile & gliſſant dans l'articulation de la clavicule avec l'extrémité
ſupérieure du ſternum.

CHAPITRE XLVI.

Des Poulies cartilagineuſes des grands Angles des Orbites.

Au grand angle de chaque orbite l'on
obſerve un cartilage annulaire, dont la
ſurface interne eſt très-polie ; ce cartilage
ne fait pas un anneau complet ; à ſes
cornes s'inſère un ligament qui l'attache
à une petite éminence placée au grand
angle de l'orbite ſur l'apophyſe orbitaire

interne de l'os frontal. Ce petit cartilage par cette structure est vacillant, il sert de poulie de renvoi au tendon du muscle trochléateur.

CHAPITRE XLVII.

Des Cartilages qui recouvrent les extrémités articulaires des Os.

Tous les os sont articulés les uns avec les autres, sont recouverts à l'endroit de leur contact mutuel, d'une lame cartilagineuse très mince, dont la surface extérieure est très-polie ; la surface interne, c'est-à-dire, celle qui est collée aux os, leur est unie si intimement, qu'il faut, quand on veut séparer la lame de la substance de l'os, la ratisser, comme si elle faisoit partie de sa substance : quelquefois la macération seule la fait tomber sans le secours d'un instrument tranchant ; mais il faut pour cela que l'os reste dans la macération pendant bien du temps. L'usage de cette lame cartilagineuse est 1°. de faciliter par sa surface polie le mouvement des os articulés ; 2°. de boucher tellement les pores des os, que le suc osseux ne tombe point dans les cavités articulaires.

Si , par quelque cause que ce puisse être , cette lame est détruite , alors il suinte des extrémités des os un suc qui s'épanche dans l'articulation , qui gêne les mouvemens des os , & qui bientôt les rend tout - à - fait impraticables. Ce suc épanché paroît quelquefois sous la forme d'une substance plâtreuse ; d'autres fois ce suc se durcit , prend la consistance osseuse , & soude les deux articulés par une véritable ankylose , & alors le mal est sans remède.

Ces lames cartilagineuses sont plus épaisses pendant que les extrémités osseuses sont épiphyses. Après la macération , & quelquefois sans elle , par le seul effet du dessléchement , on apperçoit dans ces croûtes cartilagineuses des fentes , & elles se lèvent par écailles.

Après avoir parlé des différens cartilages ci-dessus , nous allons entrer dans l'exposition anatomique des osselets de l'organe de l'ouïe.

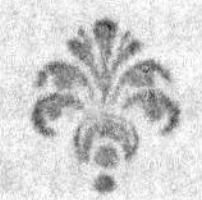

CHAPITRE XLVIII.

Des Osselets de l'Organe de l'Ouïe.

AVANT que d'entrer dans le détail de la structure de ces osselets, j'avertis que je n'entreprends point ici de traiter de la structure & du méchanisme de l'organe de l'ouïe. Je me bornerai, quant à présent, à donner l'anatomie de quatre os très-petits, & même les plus petits du corps humain, qui tous quatre sont renfermés dans une seule & même cavité : c'est la cavité du tympan ; elle est, comme je l'ai dit en exposant la structure des os de la tête, creusée dans chaque os des tempes ; c'est elle qui reçoit les vibrations & les trémoussemens que l'air qui nous environne excite sur celui dont elle est remplie ; c'est elle qui transmet ces mêmes vibrations, par le moyen de deux ouvertures dont elle est percée dans son fond, à l'organe immédiat de l'ouïe, c'est-à-dire, dans le vestibule, le limaçon, & les canaux demi-circulaires.

Des quatre os que nous allons décrire, l'un est appelé le marteau, le second est nommé l'enclume, le troisième s'appelle l'étrier ; le quatrième, qui est le plus petit, porte le nom d'os lenticulaire. Ces quatre petits os se tiennent tous les uns aux autres, & font comme une petite chaîne, dont les chaînons forment des angles à l'endroit de leur contact mutuel : en effet le marteau est articulé avec l'enclume, celle-ci est articulée avec l'osselet lenticulaire, & ce dernier avec l'étrier. Le marteau en s'articulant avec l'enclume, forme un premier angle ; l'enclume par son articulation avec l'osselet lenticulaire, en forme un second ; l'étrier par son articulation avec l'os des tempes, en forme un troisième : tout ceci se conçoit aisément par la simple inspection des osselets, examinés dans leur situation naturelle.

CHAPITRE XLIX.

Du Marteau.

LE marteau est le plus long des osselets de l'organe de l'ouïe ; il est situé, ainsi que les trois autres osselets, dans la cavité du tympan ; mais il est le plus externe de tous : sa position est oblique de haut en bas, & de derrière en devant ; nous le diviserons en deux parties, une supérieure, qui renferme la tête & le col de l'os ; une inférieure, qui est appelée le manche du marteau. L'extrémité supérieure du marteau est une tête très-grosse, relativement à la grandeur de cet os ; la portion de cette sphère est un peu oblique : l'on y remarque deux facettes ou empreintes articulaires, divisées par une petite éminence, en forme de ligne à peine sensible ; il y a même bien des sujets où il n'est pas possible de l'appercevoir. La grosseur de la tête est si considérable, relativement à la cavité de l'enclume sur laquelle elle est reçue, qu'on a peine à s'imaginer qu'une si petite cavité soit destinée à recevoir une tête d'un tel volume. De cette disproportion il arrive que la plus grande partie de la tête du marteau est libre de toute articulation ; il suffit, pour s'en assurer, de jeter un coup d'œil sur ces os en situation.

La partie du marteau qui soutient la tête, est appelée le col du marteau, à raison de sa figure, & principalement parce qu'il est presque universellement reçu en anatomie d'appeler le col d'un os la partie de cet os, qui soutient une éminence arrondie en forme de tête. Dans l'épaisseur du col du marteau, est creusée une rainure oblique, dans laquelle est logé le tendon du muscle externe du marteau ; de l'un des

bords de cette rainure, s'élève une apophyse longue, grêle, dont la direction est
antérieure; elle sort de la cavité du tympan, elle s'amincit de plus en plus; elle
devient fort longue, & quelquefois plus
longue que le marteau lui-même; elle
loge & cache sa pointe dans une rainure
placée à la partie postérieure de la cavité
glénoïdale de l'os des tempes. La partie
inférieure du marteau est beaucoup plus
mince & plus longue que la supérieure;
on l'appelle le manche du marteau : à
l'endroit de la naissance du manche du
marteau, cet os se plie & forme une espèce de coude dont la convexité regarde
en dehors, & la concavité regarde le
fond de la cavité du tympan; de cette
convexité naît une éminence, dont la
base est assez large, & qui se termine rapidement dans une pointe peu aiguë; on
appelle cette éminence la grosse apophyse du marteau : cette éminence par sa
partie la plus inférieure de sa base, se colle
un peu à la membrane du tympan; elle
donne insertion par sa concavité à un
muscle appelé le muscle interne du marteau, & par M. Albinus, l'extenseur de
la membrane du tympan. Le manche du
marteau s'amincit de plus en plus, & se
termine par une extrémité assez aiguë, &
quelquefois un peu recourbée; il est collé

dans toute fa longueur avec la furface
interne de la membrane du tympan ;
mais il n'eft nulle part fi fortement attaché à cette membrane que par fa pointe:
ce n'eft point par un fimple contact que le
manche du marteau eft uni avec la membrane du tympan , ou du moins cela ne
peut être vrai que de fa partie fupérieure ;
mais toute la partie inférieure du manche
eft logée dans l'épaiffeur de la membrane.

La fubftance du marteau eft prefque
toute compacte. Son principal ufage eft
de recevoir & de tranfmettre les rayons
fonores à l'enclume & aux deux autres
offelets, enfuite à la fenêtre ovale du veftibule ; d'en réfléchir une partie vers la
fenêtre ronde du veftibule & du limaçon;
de défendre la membrane du tympan , &
par ce moyen la rendre plus propre à agi-
ter l'air & les offelets eux-mêmes ; de
relâcher cette membrane quand les vibrations de l'air dont elle eft frappée font
trop violentes ; de donner infertion à la
membrane du tympan, à un petit ligament
qui defcend de la partie fupérieure du
contour de la cavité du tympan, au mufcle grêle du marteau , au releveur du
marteau & au mufcle interne.

Il donne infertion à la membrane
du tympan , par prefque toute la lon-

gueur de son manche ; à un petit ligament qui descend de la partie supérieure du contour de la cavité du tympan, par son col ; au muscle externe, par la rainure de son col, & par l'apophyse grêle ; au muscle interne, par la grosse apophyse & le coude de son manche.

Il est uni avec deux os, avec l'os des tempes, & avec l'enclume ; il est articulé avec l'enclume, par sa tête ; avec l'os des tempes, par son apophyse grêle.

Pour placer le marteau dans sa situation, & pour distinguer le marteau du côté droit, du marteau du côté gauche, il faut placer la tête en dessus, la grosse apophyse en dehors, & l'apophyse grêle en devant.

L'on doit faire remonter, si l'on en croit Massa (a), l'époque de la découverte de cet osselet au temps d'Alexandre Achillinus ; cette opinion est appuyée sur les suffrages d'Eustachi & de Carpi (b). Cedernier avoue de bonne foi que le marteau & l'enclume étoient connus à d'autres Anatomistes avant lui. Vésale (c) décrit cet osselet fort au long, ainsi que

---

(a) *Ep. 11. p. 55.*
(b) *In Mundenum, p. cccclxxvij.*
(c) *Ad cap. 8, Lib. 1.*

l'enclume ; il paroît même que la longue apophyse du marteau n'étoit pas inconnue à Véfale. Fabricius (a) eft le premier qui nous ait donné une figure du marteau, & de fa longue apophyfe.

Folius (b) l'a repréfenté, Figure troifième, lettre b. Veflingius l'a décrit & repréfenté, Planche, Figure fixième ; dans ces derniers temps, elle a été décrite par les difciples de Rau. Plufieurs l'appellent fans fondement l'apophyfe de M. Rau. Canlius la repréfente, Planche cinquième, Figure cinquième, fixième, feptième, huitième de fon *Impetus anatomicus*. Il paroît auffi très clairement dans la Figure cinquième de la Planche vingt-fixième de la Myotomie de Cowper ; dans la première figure de la planche première du *Compend.* d'Heifter ; dans la planche du *Compendium anatomicum* de Nichols ; dans la figure quarante - fixième de la planche fixième de l'Oftéogénie d'Hibinus ; dans la planche deuxième de l'Oftéogénie de Nesbit ; dans la planche feptième, figures première, deuxième, troifième de M. Duverney ; dans les figures cinquième, fixième, feptième, huitième de la planche troifième de Caffebohin.

(a) *De Audit. Fig.* 16.
(b) *In Mynden.*

CHAPITRE L.

Du second Osselet appelé l'Enclume.

L'ENCLUME est située un peu plus en dedans de la cavité du tympan que le marteau, & plus postérieurement; elle est moins longue que le marteau; mais elle a plus d'épaisseur. Nous distinguerons dans l'enclume un corps & deux longues éminences que l'on appelle les jambes de l'enclume. Le corps de l'enclume est une petite masse osseuse, un peu arrondie de dehors en dedans, & de haut en bas; elle est un peu applatie de dehors en dedans. La partie antérieure du corps de l'enclume est une cavité presque sygmoïde, divisée très-légèrement par une petite rainure, à peine sensible, en deux facettes; c'est par cette cavité que l'enclume est articulée avec la tête du marteau. La masse qui compose le corps de l'enclume se divise en deux branches ou éminences divergentes; ce sont les cuisses ou jambes de l'enclume.

Des deux jambes, l'une est inférieure ou verticale, l'autre est supérieure ou horizontale. La jambe horizontale ou postérieure de l'enclume est plus courte & un peu plus grosse que l'inférieure ; elle est conique , elle finit par une pointe obtuse ; elle se cache en finissant sous la partie postérieure & supérieure du rebord de la cavité du tympan ; elle est soutenue par un ligament qui descend de ce même rebord , & qui s'insère à la jambe postérieure ; la jambe inférieure ou verticale est ainsi nommée , parce qu'elle descend assez droit du corps de l'enclume , le long de la cavité du tympan ; elle est conique , elle finit par une pointe qui se recourbe un peu en dedans , & qui s'articule avec l'osselet lenticulaire : on appelle encore cette jambe, la longue jambe de l'enclume, parce qu'elle est en effet plus longue que la jambe postérieure ; la substance de l'enclume est compacte.

Elle est articulée avec deux osselets, qui sont le marteau & l'osselet lenticulaire ; elle est articulée avec le marteau, par les facettes de son corps ; elle est articulée avec l'osselet lenticulaire, par l'extrémité inférieure de sa longue jambe.

L'usage de l'enclume est de transmettre les vibrations & les secousses qu'elle reçoit du marteau à l'osselet lenticulaire, de réfléchir vers les fenêtres les rayons sonores dont elle est frappée ;

elle favorise les mouvemens du marteau, au moyen de l'articulation qu'elle forme avec lui ; elle ne lui oppose qu'une molle résistance ; elle est soutenue en arrière par un ligament appelé ligament suspensoire.

Pour placer l'enclume dans sa situation naturelle, & pour distinguer une enclume de l'oreille droite, d'une enclume de l'oreille gauche, il faut que la face articulaire du corps regarde en devant & un peu en dehors ; il faut de plus que la longue jambe soit dirigée en bas, & que la pointe recourbée de cette jambe regarde en dedans ou le fond de la cavité du tympan.

CHAPITRE LI.

De l'Osselet Orbiculaire, ou Lenticulaire.

CET os est le plus petit des os du corps humain ; aussi sa connoissance a - t - elle échappé aux recherches de la plupart des Anatomistes. Cet os a un contour circulaire : il a deux faces ; une externe, par laquelle il est articulé avec la pointe de la longue jambe de l'enclume ; & une interne, par laquelle il est uni avec la base de l'étrier : ces deux faces font un peu convexes. Cet osselet est articulé avec deux os, & presqu'entièrement caché entre ces os; ainsi il n'est pas étonnant que les Anciens l'aient ignoré, & que plusieurs Modernes aient imité le silence des Anciens sur cet os. Les deux os avec lesquels il est joint, font, comme nous l'avons déja dit, l'enclume & l'étrier; il est articulé avec la longue jambe de l'enclume, par sa face externe; avec la base de l'étrier, par sa face interne.

L'usage de l'osselet orbiculaire est sans doute le même que celui des autres osselets; il sert à transmettre les vibrations & les petites secousses qui lui sont imprimées, & par les rayons sonores & par l'action du marteau jusqu'à l'étrier, & à la fenêtre ovale qui en est recouverte. Mais, dira-t-on, pourquoi la nature a-t-elle placé un si petit os entre la jambe longue de l'enclume & l'étrier ? Les impressions de l'air ébranlé dans la cavité du tympan n'auroient-elles pas été aussi bien transmises, en supposant la longue jambe de l'enclume articulée avec la tête de l'étrier? Il est assez difficile de répondre à une telle question, j'avoue même que je n'ai aucune réponse bien satisfaisante à y faire. Ne pourroit-on pas dire que la nature, en

formant ce petit os & sa double union
avec l'enclume & l'étrier, a donné à l'enclume plus de facilité à se prêter aux mouvemens du marteau, & à les partager avec
lui, sans que ces mouvemens se fassent
sentir dans toute leur force & leur activité
jusqu'à l'étrier ? Ne pourroit-on pas dire
encore que ce petit osselet donne à l'étrier
plus d'aisance pour obéir à l'action de son
muscle ? Ne pourroit-on pas dire que le
marteau à la faveur de ce petit osselet,
peut exercer librement son action sur la
membrane du tympan, la tendre, la relâcher, sans que cette action dérange celle
de l'étrier ? Or, en supposant l'enclume
articulée immédiatement avec l'étrier,
les actions du marteau en se faisant sentir
& sur l'enclume & sur la membrane du
tympan, se seroient fait sentir de même
sur l'étrier ; ce dernier n'auroit, pour
ainsi dire, été que passif ; le marteau
l'auroit remué à son gré : l'osselet lenticulaire rend donc en quelque sorte l'action
de l'étrier isolée & indépendante du marteau ; il ne reçoit de cet os que des vibrations adoucies dans leur passage du marteau à l'enclume, de l'enclume à l'osselet
lenticulaire, dans lequel elles s'adou-
cissent encore. L'on pourroit encore rapporter peut-être d'autres raisons de cette
espèce ; mais de telles raisons ne sont que
des probabilités.

CHAPITRE LII.

Du quatrième & dernier des Offelets, appelé l'Étrier.

CET offelet tire fa dénomination de fa reffemblance avec l'étrier dont nous nous fervons pour monter à cheval; c'eft un anneau offeux dont le contour eft de différente forme & ftructure dans différens endroits. L'ouverture de cet anneau offeux eft tout-à-fait femblable à celle de nos étriers ; & de même que dans nos étriers, on diftingue la partie élevée, qu'on appelle la tête, de même dans l'é-trier auditif, nous diftinguons fa partie la plus élevée, & nous l'appelons la tête de l'étrier. De même encore que dans les étriers de nos cavaliers, on diftingue du refte de l'étrier cette partie fur laquelle le pied eft appuyé, & on l'appelle la bafe; de même auffi dans l'étrier humain, on diftingue une partie qui reffemble exacte-ment à la bafe des étriers ordinaires, & on l'appelle la bafe. Enfin, de même que dans les étriers ordinaires, la tête eft fé-parée de la bafe par toute la longueur de deux demi-cerceaux ; de même auffi dans

l'étrier

l'étrier humain , deux demi-cerceaux
osseux séparent la tête de l'étrier de sa
base. Mais l'on sentira toute l'étendue du
rapport par une description exacte des différentes parties dont l'étrier de l'oreille
est composé : l'on appercevra en même
temps les différences qui se trouvent entre
la structure de l'étrier de l'organe de l'ouïe,
& de celui que l'industrie humaine a cons-
truit pour des usages bien différens.

L'étrier est situé horizontalement ; sa
tête est en dehors, sa base regarde la cavité
du crâne. Nous distinguerons dans l'étrier
humain une tête, une base, & deux branches. La tête est courte, cylindrique, recouverte par son extrémité supérieure
d'une facette applatie, sur laquelle est
placée le petit osselet lenticulaire : à la
partie postérieure de la tête s'insère le tendon d'un petit muscle appelé le muscle
de l'étrier. L'on peut encore distinguer
dans cette tête deux extrémités, une externe & l'autre interne ; l'extrémité externe est celle sur laquelle l'osselet lenticulaire est articulé ; l'extrémité interne est
celle qui est tournée vers l'ouverture de
l'étrier. L'extrémité interne de la tête se
fend ou se divise comme en deux rameaux
qui s'écartent l'un de l'autre ; ils sont
convexes ou courbés l'un & l'autre , de
façon que leur concavité forme l'ouver-

ture de l'étrier, & leur convexité regarde
en dehors. Des deux branches de l'étrier,
l'une est antérieure, l'autre postérieure ;
elles sont toutes deux horizontales : la
branche antérieure de l'étrier est plus courbée que la postérieure, toutes deux se terminent à la base de l'étrier. Dans chacune
de ces branches il faut encore distinguer
deux faces, une externe & une interne ;
l'externe est convexe, lisse & unie ; l'interne, outre qu'elle est concave, est creusée dans sa longueur par une crenelure dans
laquelle est enchâssée une petite membrane très-mince qui bouche l'ouverture
de l'étrier. La base est ovale, c'est une
petite plaque osseuse par laquelle l'étrier
est appuyé sur les bords de la fenêtre
ovale ; elle a deux extrémités, deux facettes & deux bords : des extrémités,
l'une est antérieure, l'autre postérieure ;
des faces, l'une est interne & l'autre externe ; des deux bords, l'un est supérieur
& l'autre inférieur. L'extrémité antérieure
se peut assez aisément distinguer de la postérieure ; car en l'examinant bien attentivement, on apperçoit qu'elle est un peu
plus épaisse que la postérieure ; celle-ci,
outre qu'elle paroît plus mince, a aussi
un rebord plus lisse & plus poli, ce que
l'on peut attribuer aux mouvemens que
fait l'étrier sur le bord postérieur de la

fenêtre ovale : tiré par son muscle , il ne peut avoir de mouvement que dans sa direction ; mais aussi , comme c'est elle qui éprouve le frottement , il n'est pas surprenant que sa surface ressemble à celle des extrémités des os qui se remuent par d'autres os. Le bord supérieur de la base, marche tout droit d'une des branches à l'autre branche ; le bord inférieur fait un petit contour , & est recourbé. La face externe de la base est concave & creusée par une crenelure qui se continue avec celle que nous avons remarquée dans les deux branches ; la petite membrane qui bouche l'ouverture de l'étrier , est attachée dans cette crenelure de la base. La face interne est plus unie , elle est un peu convexe ; elle est appuyée par son contour sur les bords de la fenêtre ovale dont elle ferme l'ouverture.

La substance de l'étrier n'est dans ses branches & sa base, qu'une lame de substance compacte : la substance de la tête me semble moins compacte que celle des autres osselets.

L'étrier est articulé avec deux os , c'est-à-dire, avec l'os des tempes & avec l'osselet lenticulaire. Il est articulé avec la fenêtre ovale de la cavité du tympan, par sa base; il est articulé avec l'osselet orbiculaire, par sa tête.

M ij

L'ufage de l'étrier eft de tranfmettre à la cavité du veftibule les plus petites impreffions qu'il reçoit des autres offelets par la tenfion qu'il donne à la membrane de la fenêtre ovale ; de le rendre fufceptible de tel ou tel degré de tenfion ; d'empêcher que les impreffions des fons ne foient ni trop violentes, ni trop foibles ; de donner infertion à la membrane qui bouche l'ouverture ovale ; il eft uni & comme appuyé fur cette membrane ; il donne infertion à un mufcle, c'eft le mufcle de l'étrier.

Il donne infertion à fa membrane obturatrice, par la crenelure que nous avons obfervée dans la face interne de fes branches & dans la face externe de fa bafe ; il eft collé à la membrane qui recouvre la fenêtre ovale, par fa furface interne ; il donne attache à fon propre mufcle, par la partie poftérieure de fa tête.

Pour placer l'étrier dans fa fituation naturelle, & pour diftinguer un étrier du côté droit, d'un étrier du côté gauche, il faut placer la longueur de l'os horizontalement, de façon que la tête foit externe ; il faut que le bord le moins convexe de la bafe regarde en deffus ; il faut auffi que la plus convexe des deux branches regarde en devant.

La découverte de l'enclume eft auffi ancienne que celle du marteau ; elle paroît très-clairement dans les figures des Anatomistes que j'ai cités dans l'article du marteau ; mais, c'est à Eustachi que nous devons la découverte de l'étrier. C'est en vain que Fallope attribue cet honneur à Ingrassias ; Columbus se l'attribue sans fondement. Les écrits de tous ces Anatomistes, ainsi que ceux de Vésale, sont extrêmement stériles sur l'organe de l'ouïe; cet osselet est représenté dans les planches de presque tous les Anatomistes modernes qui ont écrit sur l'organe de l'ouïe : il paroît très-clairement dans les figures neuvième & dixième de la planche quarante-unième d'Eustachi, lettres C C ; dans la planche vingt-sixième de Cowper ; dans la troisième figure de la planche première de l'Ostéologie de Palfin ; dans les figures quatrième, sixième, huitième de la planche cinquième de M. Duverney ; dans la figure quarante-huitième & dans la cinquante-unième de la planche sixième de l'Ostéogénie de M. Albinus, &c.

Lindanus (a), Bartholin (b), Veslingius attribuent la découverte de l'osselet orbiculaire à François Sylvius. M. Morgagni croit trouver quelques traces de l'histoire

____

(a) *Physiol. med. p.* 526.
(b) *Anat. renov. p.* 714.

de cet os dans Avantius & dans d'autres
anciens Anatomistes. Il est dans certains
sujets placé entre l'enclume & l'étrier,
ainsi que MM. Cowper & Duverney l'ont
représenté dans leurs figures, & comme
M. Duverney l'a avancé dans ses écrits ;
mais il arrive souvent , & je crois même
que c'est le plus ordinaire, qu'il est placé
un peu plus extérieurement, c'est-à-dire,
directement à l'extrémité de la longue
jambe de l'enclume : or , ce n'est pas par
cette extrémité que l'enclume s'articule
avec l'osselet de l'étrier , mais par une
espèce de petite apophyse ou pointe recourbée. Il est très-certain que je l'ai plusieurs fois trouvé placé sur la tête même
de l'étrier , ainsi que M. Duverney & quelques anciens Anatomistes l'ont avancé :
plusieurs fois aussi je l'ai trouvé tel que
M. Albinus le représente figure quarante-
septième de la sixième planche de l'Ostéogénie ; & alors l'enclume s'articule
immédiatement avec l'étrier, & l'osselet
lenticulaire n'est uni qu'à l'enclume. Il
est étonnant que Kerkringius & de Mar-
chettis nient l'existence de cet osselet.

Je n'ai pas cru devoir finir ce traité
d'Ostéologie sans parler sommairement
des épiphyses , ou des extrémités des os ,
telles qu'elles sont avant d'avoir acquis la
dureté & la consistance osseuse. Il n'est

pas possible d'avoir une idée exacte des maladies des os dans les enfans, sans être guidé par l'Anatomie, qui seule nous fait connoître les différentes courbures dont sont susceptibles les os des enfans.

CHAPITRE LIII.

Des Epiphyses.

Au commencement de cet Ouvrage, j'ai fait connoître ce que c'étoit qu'épiphyse, & en quoi elle diffère de l'apophyse : cependant, pour épargner au Lecteur la peine d'interrompre sa lecture pour chercher ce qui en a été dit, j'ajouterai ici en peu de mots, que les épiphyses peuvent être considérées en deux différens états, dans leur commencement ou dans leur fin. Personne n'ignore que les épiphyses n'existent que dans nos jeunes années, elles disparoissent avant & avec nos beaux jours ; dans leur naissance, les épiphyses sont purement cartilagineuses ; dans leur accroissement, elles sont osseuses & cartilagineuses, c'est-à-dire, dans le temps qu'elles ont acquis en partie la consistance, la dureté, en un mot, presque toutes les propriétés des os.

M iv

Nous allons les confidérer à ce terme où leur fubftance ou noyau offeux augmente tellement aux dépens de la fubftance cartilagineufe, qu'il ne refte de celle-ci qu'une couche légère, qui fert comme de ciment ou de colle qui tient l'épiphyfe unie au corps de l'os.

La plupart des épiphyfes deviennent entièrement offeufes : la couche cartilagineufe qui les colloit au corps de chaque os, s'offifie elle-même ; alors l'éminence offeufe ou l'épiphyfe devient continue au corps de l'os, de contiguë qu'elle étoit ; la fubftance de ce qui étoit épiphyfe, devient fubftance de l'os même ; il fe fait continuité de fibre à fibre : les fucs de l'éminence qui étoit épiphyfe, paffent dans le corps de l'os ; ceux du corps de l'os paffent dans la fubftance qui étoit épiphyfe, & alors l'éminence eft une apophyfe : c'eft même une règle prefque générale, qu'il y a peu d'apophyfes qui dans les premiers temps n'aient été épiphyfes.

Les épiphyfes font donc des éminences offeufes, contiguës aux os dont elles font épiphyfes, & collées à ces os par l'interpofition d'une couche cartilagineufe plus ou moins épaiffe.

Nous parlerons d'abord des épiphyfes des vertèbres, de celles du fternum & des côtes ; ensuite de celles du bassin , de celles du fémur, de la jambe & du pied : de-là nous monterons à celles des extrémités supérieures , c'est-à-dire , à celles de l'omoplate, de la clavicule, de l'humérus , des os de l'avant-bras & de ceux de la main.

Je commencerois cet abrégé par les épiphyses de la tête , si je n'en avois pas parlé après l'exposition anatomique des os du crâne & de la face.

CHAPITRE LIV.

Epiphyses des Vertèbres.

DANS le fœtus qui n'est pas encore à terme , les apophyses transverses & les apophyses obliques ne sont pas encore soudées avec le corps de la vertèbre ; ainsi elles sont épiphyses, & elles quittent leur état d'épiphyses dans les uns plus tôt, dans les autres plus tard ; cela dépend de la vitesse avec laquelle la nature avance chez nous l'ouvrage de l'ossification. Il n'y a pas de doute que l'ossification dans les différens sujets n'aille d'un pas très - différent. Quoique les apophyses transverses dans le fœtus bien formé soient bien soudées avec les corps des vertèbres,

M v

leurs têtes ou extrémités restent encore un peu cartilagineuses pendant quelque temps, ou épiphyses.

Les apophyses obliques sont les premières à prendre la dureté & la fermeté osseuse dans toutes leurs parties ; leurs facettes articulaires sont les dernières à prendre la nature osseuse.

Les apophyses épineuses dans le fœtus & dans l'enfant nouveau-né sont épiphyses à leurs pointes ou extrémités ; on trouve même quelquefois les extrémités des apophyses épineuses, cartilagineuses dans des enfans de six à sept ans.

Dans l'embryon chaque vertèbre est composée de trois parties ; l'une est le corps, qui est placé antérieurement ; la partie où doit éclorre l'apophyse transverse & l'apophyse épineuse d'un côté, se place derrière le corps, & est collée avec lui de chaque côté & postérieurement: ces deux parties se réunissent & forment une portion d'anneau par le développement de l'apophyse épineuse. A la partie supérieure & à la partie inférieure du corps de chaque vertèbre dans l'enfance, se trouve une épiphyse ; c'est une couche cartilagineuse, qui, avec le temps, est employée à l'augmentation de la partie osseuse du corps de la vertèbre : cette couche cartilagineuse se trouve encore

augmentée par une feconde couche ligamenteufe très-forte , qui retient les corps
des vertèbres dans une union très-ferme.
Il y a donc dans l'intervalle de deux vertèbres trois couches ; une fupérieure,
qui eft cartilagineufe & qui eft employée
à l'augmentation de la vertèbre de deffus,
une feconde , qui eft purement ligamenteufe ; & une troifième , qui couvre le
corps de la vertèbre inférieure : celle-ci ,
ainfi que la première , eft cartilagineufe ,
& eft employée à l'accroiffement du corps
de la vertèbre inférieure. Ces trois couches diminuent par degrés , à mefure que
nous avançons en âge ; dans l'adolefcence ,
il en refte encore quelques traces. Enfin ,
les couches cartilagineufes difparoiffent
avec la fleur de nos jours , il ne refte plus
que la couche ligamenteufe & une fimple
lame cartilagineufe ; la feule couche ligamenteufe nous accompagne dans le temps
de la confiftance de l'âge ; elle s'amincit
enfuite peu à peu , & quelquefois elle difparoît tout-à-fait dans la vieilleffe ; fouvent même , à cet âge , les vertèbres fe
foudent les unes avec les auttes.

Les trois couches dont nous venons
de parler , étant compofées d'une fubftance qui a beaucoup de reffort , il arrive
que dans notre adolefcence nous nous
trouvons le matin plus grands de quelques

lignes en sortant du lit, que le soir en nous y mettant. La raison de ce phéno-mène peut être déduite de ce que dans le temps du sommeil le corps étant placé horizontalement, les vaisseaux qui se dis-tribuent dans cette substance élastique, versent à plein canal le liquide dont ils sont remplis dans les trois couches, & elles se laissent d'autant plus facilement pénétrer de cette rosée, que le poids de notre corps ne presse aucunement les vertèbres les unes contre les autres, & par consé-quent n'étrangle point le diamètre des vaisseaux ; pendant ce même temps em-ployé au sommeil, les fibres élastiques rendues à elles-mêmes, font valoir toute leur élasticité : ainsi, pour peu que chacun des vingt - trois intervalles qui séparent nos vertèbres, se trouve augmenté, il doit résulter de toutes ces petites augmen-tations partagées, une augmentation to-tale dans la longueur de la colonne des vertèbres, & par conséquent dans la longueur du corps.

L'on trouve encore dans la structure que nous venons d'exposer, l'explication d'un phénomène plus frappant que celui ci, mais qui vient à peu près de la même cause. Nous voyons plusieurs enfans, qui, attaqués de fièvres continues ou intermittentes, se mettent au lit beaucoup plus petits qu'ils n'en sortent.

Le premier de ces deux phénomènes a été observé en Angleterre, si je ne me trompe, pour la première fois par un Capitaine d'infanterie, qui en examinant la taille de ceux qui vouloient servir sous lui, apperçut que quelques-uns de ceux qu'il avoit mesurés le soir, étoient plus grands le matin : ce fait a été plusieurs fois vérifié par de nouvelles & attentives observations ; l'Anatomie d'ailleurs nous fait connoître par les causes, que cela doit être ainsi. C'est donc une vérité prouvée *à priori* & *à posteriori*, que quand nous sommes jeunes, nous sommes un peu plus grands le matin que le soir.

La raison pour laquelle les enfans qui essuient des maladies accompagnées de fièvre, dans le temps de leur accroissement, arrivent presque tout-à-coup au terme de leur hauteur, c'est que l'intensité de la puissance qui prolonge nos fibres, qui écarte les mailles de nos vaisseaux & qui fait marcher nos liqueurs, est augmentée par le feu de la fièvre. De-là il arrive que les liqueurs agissent avec plus de force sur les vaisseaux des os mêmes, & principalement sur ceux qui se distribuent dans les couches ligamenteuses & cartilagineuses qui séparent les différentes vertèbres ; & comme les fibres dont elles

font composées font dans un effort continuel, pour s'étendre en tous fens, elles
prendront un accroiffement d'autant plus
rapide, que les liquides heurteront avec
plus de force fur leurs vaiffeaux. S'il eft
conftant que la ftructure de la colonne
des vertèbres nous fournit des raifons
pour expliquer pourquoi notre taille fe
trouve tantôt plus, tantôt moins grande;
elle nous fait auffi concevoir pourquoi
l'élégance de notre taille difparoît avec
l'âge, pourquoi dans l'âge décrépit nos
yeux & nos regards femblent ne pouvoir
fe jeter ailleurs que fur le lieu de notre
fépulture, pourquoi il eft utile d'accou-
tumer les enfans à fe porter de bonne
heure le corps & les bras en arrière.

En effet, fi, par quelque caufe que ce
puiffe être, les liquides ceffent de circuler
dans les couches intervertébrales, ces couches qui doivent prefque toute leur épaiffeur aux liqueurs qui diftendent leurs vaiffeaux, s'affaifferont & diminueront par
degrés, & enfin difparoîtront tout-à-fait:
elles font plus épaiffes à la partie antérieure du corps des vertèbres, qu'à la
partie poftérieure; leur diminution y fera
donc plus grande; alors les corps des
vertèbres s'inclineront en devant; la ligne
de gravité qui paffoit par leur centre,
n'agira que fur leur partie antérieure;

les parties antérieures des corps des vertèbres trop preffées par un fardeau qu'elles partageoient avec la furface entière du
corps de chaque vertèbre , s'affaifferont
elles-mêmes : le devant de chaque vertèbre perdra donc de fa longueur. Mais
pourquoi , dira-t-on , cette courbure ne
fe fait-elle pas fentir également en arrière
& en devant ? J'en ai déja fait fentir la
raifon ; c'eft que les couches inter-ver-
tébrales étant de beaucoup plus épaiffes
en devant qu'en arrière, pour peu qu'elles
s'affaiffent , la ligne de gravité deviendra
plus antérieure , & par conféquent n'agira
plus que fur le devant.

Nous pouvons encore, en partant de ce
même principe , rendre raifon pourquoi
dans les enfans rachitiques , les courbures de l'épine en devant font plus fréquentes que les courbures latérales , &
pourquoi les courbures poftérieures font
plus rares que les autres ; mais il faut
convenir que pour rendre raifon des difformités des os dans le rachitis , il faut né-
ceffairement fuppofer , 1° une diftribu-
tion inégale des fucs dans les différentes
parties des os ; 2° une cacochymie dans
les fucs dont ils font abreuvés , qui leur
donne une molleffe qui approche de celle
des cartilages , & qui quelquefois eft fi
grande, qu'elle égale prefque celle des

chairs. La diſtribution inégale des ſucs ſe
conçoit aiſément , pour peu que l'on ait
une idée juſte de l'obſtruction, ſoit qu'elle
arrive par un reſſerrement des vaiſſeaux ou
par l'épaiſſiſſement des liquides , ou par
leur acrimonie qui cautériſe , pour ainſi
dire , les parties qu'elle attaque.

Il eſt aiſé de concevoir par ce qui a été
dit ci‑deſſus , combien eſt louable la
maxime de ceux qui accoutument de
bonne heure les enfans à ſe porter la tête
& les épaules en arrière , & que les corps
baleinés & autres moyens ſemblables ,
loin d'être nuiſibles , préviennent très‑
ſouvent les difformités du corps , ou les
empêchent de devenir plus conſidérables :
à la faveur de ces ſecours , les couches
inter‑vertébrales n'éprouvent que très‑peu
de compreſſion , parce que la ligne de
gravité des parties ſupérieures du corps
étant rejetée en arrière , tout leur poids
ſe fait ſentir ſur le milieu & ſur la partie
poſtérieure du corps de chaque vertèbre.
Pendant ce temps‑là , les couches inter‑
vertébrales prennent de la conſiſtance &
de la fermeté ; les parties antérieures des
corps des vertèbres s'étendent aiſément ;
leur extenſion étant arrivée à ſon terme ,
les couches s'étant oſſifiées ou fortifiées
conſidérablement, les précautions devien‑
nent inutiles , il n'y a plus de difformité

à craindre. L'on verra celui-là même ,
dont l'épine auroit été courbée , marcher
& se présenter noblement la tête élevée ,
le corps droit , & d'un pas assuré.

Par une suite de ce raisonnement , il
est aisé de juger combien il est pernicieux
de faire porter aux enfans des fardeaux
pesans sur leurs épaules ; qu'il convient
de faire dormir les enfans la tête un peu
penchée en arrière , ou du moins de ne
les pas mettre au berceau la tête penchée
en devant ; que les nourrices ne sauroient
avoir trop d'attention , en les serrant dans
leurs langes , à ce que l'épine, les cuisses,
les jambes soient dans la direction convenable ; qu'il faut ôter les langes plus tard
à un enfant foible , & dont la foiblesse ,
jointe à quelques autres signes, tels que la
grosseur de la tête & des extrémités des
os , annonce une disposition au rachitis.

Pour peu que l'on observe avec attention les changemens des couches intervertébrales dans une substance osseuse , les
différens progrès de l'ossification dans les
extrémités des os longs qui font toutes
entièrement cartilagineuses , & que l'on
fasse attention à toutes les apophyses des
vertèbres , qui dans leur naissance font
purement membraneuses , ensuite cartilagineuses , qui deviennent en partie osseuses , en partie cartilagineuses , & qui

restent à la fin entièrement osseuses, l'on placera au rang des vérités démontrées ; la doctrine reçue jusqu'à ce jour sur le changement de la substance cartilagineuse en substance osseuse. Si quelqu'un s'y refusoit, ne seroit-on pas en droit de lui demander ce que devient la substance cartilagineuse qui est placée aux extrémités de tous les os ? Si elle n'étoit pas employée à former la substance osseuse, tomberoit-elle par le desséchement ? Mais quel Physicien pourroit avoir recours à un tel subterfuge ? Niera-t-on l'existence des cartilages aux extrémités des os des fœtus & des embryons ? Mais c'est une vérité fondée sur le témoignage des sens ; on voit, on touche les cartilages : nous les voyons renfermer dans différens points de leur substance les germes de l'ossification ; nous voyons ces germes se développer par degrés aux dépens de la substance cartilagineuse. L'interêt de la vérité exige donc que nous joignions notre suffrage à celui des meilleurs Anatomistes, & que nous suivions une doctrine reçue depuis bien du temps ; elle est vénérable par son antiquité ; les vérités qu'elle propose, sont démontrées. Mais, dira-t-on, faut-il donc rejeter la doctrine proposée par l'illustre Malpighi sur l'ossification, enrichie par le célèbre M. Grew, & établie sur

les folides expériences de M. Duhamel ?
Non fans doute. La doctrine de ces trois
célèbres Académiciens ne détruit point
l'ancienne ; l'une peut fubfifter avec l'autre. Si les os doivent la plus grande partie
de leur longueur à la fubftance cartilagineufe, il n'eft pas moins vrai que cette dernière fubftance a été elle-même, dans fa
première origine, membraneufe dans quelques os de la tête ; il n'eft pas moins vrai
encore que le périofte eft une des fources
de l'offification ; qu'il augmente & amplifie les os.

Dans chaque côte l'on obferve trois
épiphyfes ; une à la tête, l'autre à la tubérofité, le cartilage de chaque côte fait
la troifième : mais il ne fe change en fubftance offeufe que dans la vieilleffe.

Quand le fternum a pris ce degré d'accroiffement que nous lui voyons quelques
mois après la naiffance, l'on y obferve
huit ou neuf épiphyfes toutes environnées
de fubftance cartilagineufe : on les voit
s'étendre & joindre enfemble leurs extrémités offeufes, fe fouder & ne former
que trois pièces offeufes diftinguées, qui
dans la vieilleffe fe foudent elles-mêmes
& n'en font plus qu'une. L'appendice
xiphoïde eft celle des trois pièces du fternum qui garde le plus long-temps fa ftructure cartilagineufe, & qui fe foude la

dernière avec la pièce du milieu. Mais si, par quelque cause que ce puisse être, l'ouvrage de l'ossification est interrompu dans l'une de ces huit épiphyses, il reste dans le sternum un espace purement cartilagineux, quelquefois même simplement membraneux : de-là il arrive que dans le sternum de quelques personnes, même très-âgées, on voit un ou plusieurs trous.

Dans le bassin, les bords demi-circulaires des os des iles sont épiphyses, ils restent même quelquefois dans cet état jusqu'à un âge assez avancé. Les épines supérieures & antérieures, les épines antérieures & inférieures des os des iles sont épiphyses dans le fœtus & dans l'enfance. Dans le fœtus & dans l'enfance, il y a dans chaque cavité cotyloïde trois épiphyses, ce sont comme autant de cloisons cartilagineuses qui séparent l'os pubis de l'os des iles, l'os des iles de l'os ischium, & celui-ci de l'os pubis; ces cloisons disparoissent avec l'âge, & il ne reste aucun vestige de l'ancienne séparation : tout le contour de la cavité cotyloïde est cartilagineux & ligamenteux dans l'enfance. Les tubérosités des os pubis sont épiphyses dans l'enfance. Il se trouve encore deux épiphyses, une de chaque côté du bassin, à la jonction de la branche inférieure des os pubis avec les os ischium.

Dans les os ischium , leurs tubérosités sont épiphyses & leurs épines.

J'ai omis de dire en parlant des vertèbres , que la première étoit composée de trois épiphyses dans le fœtus ; une antérieure , qui est transverse & fait la partie antérieure de l'anneau ; deux latérales , qui constituent le corps de la première vertèbre. Des deux épiphyses latérales , on en voit encore naître deux autres , qui, dans le fœtus à terme , forment la partie postérieure de l'anneau.

Dans la seconde vertèbre , l'apophyse odontoïde est épiphyse : il en est de même de l'apophyse épineuse ; elle reste épiphyse à son extrémité bien du temps après la naissance. Dans l'embryon , les apophyses transverses des vertèbres du col sont épiphyses à leurs extrémités : chaque apophyse transverse est bifurquée , pendant qu'elle est épiphyse ; mais la subs-tance de l'épiphyse se changeant en subs-tance osseuse , il reste un trou à l'endroit de la bifurcation.

Nous avons dit en parlant de l'os sacrum , qu'il étoit composé de cinq pièces osseuses ; ces différentes pièces sont autant d'épiphyses séparées dans le fœtus par des couches ou cloisons cartilagineuses : ces couches cartilagineuses disparoissent , ou plutôt se transforment en une substance osseuse dans l'enfance ; quelquefois il en reste encore quelques traces dans l'adolescence.

Dans le fémur de l'embryon, toute l'extrémité supérieure du fémur n'est qu'une épiphyse ; la tête, le grand trochanter, le col, tout est cartilagineux ; bien plus, une grande partie de l'extrémité cylindrique de l'os est cartilagineuse ; mais avant que l'embryon vienne à terme, l'on voit l'ossification s'avancer & monter le long de la partie cylindrique : la tête, le grand trochanter, le petit trochanter s'ossifient ; mais le germe de leur ossification n'est point dans le corps du fémur. Ces trois éminences cartilagineuses dans leur naissance renferment dans leur sein le principe de leur ossification ; le germe osseux qu'elles tiennent quelque temps caché, se développe, s'amplifie, à mesure que la substance cartilagineuse diminue, & elle diminue jusqu'à ce que le germe osseux de l'épiphyse soit parvenu au corps de l'os principal, & jusqu'à ce qu'il se soit soudé avec lui.

Le germe osseux, renfermé dans le centre de chaque épiphyse, augmente-t-il également en toutes directions ? Voici, pour répondre à cette demande, ce que j'ai observé.

Le germe de l'ossification de chaque

épiphyfe fe dilate en tous fens , mais non
pas d'un pas égal ; il femble qu'il foit
attiré vers le corps de l'os par une puif-
fance ; il fe propage plus rapidement dans
la direction qui l'unit , par le chemin le
plus court , à la fubftance du corps de l'os:
de-là il fuit que l'enveloppe cartilagineufe
dans laquelle il eft renfermé , comme dans
fa matrice , eft plus épaiffe au fommet de
l'épiphyfe qu'à fa bafe , c'eft-à-dire , à
l'endroit par lequel elle touche le corps
de l'os ; en effet , fort fouvent à fa bafe
elle eft fi mince , qu'on a peine à la diftinguer ; mais dans ce temps-là même , elle
paroît fur la tête de l'épiphyfe , comme
une efpèce de croûte ou calotte , dont
l'épaiffeur eft encore très - fouvent. fort
confidérable.

L'on demandera encore , s'il eft bien
conftaté que l'offification commence au
centre de l'épiphyfe , & s'il n'y a d'abord
qu'un feul germe d'offification. Ce grand
ouvrage commence affez ordinairement
dans le centre de chaque épiphyfe cartilagineufe ; mais cette règle n'eft pas fi
générale qu'elle ne fouffre beaucoup d'exceptions ; car l'on voit fouvent à la furface de l'epiphyfe cartilagineufe , un petit
endroit circonfcrit fe prendre à-peu-près
comme du lait que l'on durcit par le mé-
lange des acides.

Pour répondre à la seconde demande , je dirai que quoique dans les os longs assez ordinairement il n'y ait d'abord qu'un premier germe d'ossification , il arrive cependant quelquefois que ce germe se trouve plus ou moins multiplié. L'ossification commence ici & là dans différens points à-la-fois de la substance cartilagineuse de l'épiphyse ; & alors , si l'on suit de près les progrès de cet ouvrage , l'on trouve qu'il s'exécute à-peu-près comme dans le sternum , c'est-à-dire , que chaque germe osseux s'agrandit peu à peu aux dépens de la substance cartilagineuse , jusqu'à ce qu'ils se touchent tous , & se soudent les uns avec les autres & avec la substance osseuse du corps de l'os dont ils doivent former ou agrandir le volume. J'ai cru devoir placer les observations que je viens de rapporter , dans cet article , où il s'agit des épiphyses du fémur , parce qu'il n'y a point d'os dans le corps humain , parmi les os longs , où la substance cartilagineuse dans l'embryon paroisse si clairement , & où l'on apperçoive avec plus de netteté l'ouvrage de l'ossification des épiphyses.

L'extrémité inférieure du fémur , ce qui renferme les deux condyles , est épiphyse dans le fœtus; dans l'embryon , toute la portion inférieure de la partie cylindrique de cet os est cartilagineuse. L'ossification

cation de cette partie cylindrique précède
de beaucoup celle des deux condyles :
arrivée aux condyles, elle ne va pas loin ;
c'eſt l'oſſification des condyles qui à ſon
tour ſe développe ſéparément, & va au
devant de l'oſſification de l'extrémité du
corps de l'os. Cette vérité doit auſſi s'entendre de tous les os longs. L'oſſification
commence toujours au milieu du corps de
chaque os ; de-là, comme d'un point
donné, elle ſe prolonge dans deux directions oppoſées, mais toujours précédée
de la ſubſtance cartilagineuſe, c'eſt-à-
dire, que tous les points que l'on peut
aſſigner dans la ligne que ſuit chaque os
long dans ſon oſſification, commencent
par être cartilagineux ; mais quand le dernier point de la ligne que ſuit le corps de
l'os eſt oſſifié, il ne faut pas croire que
pour former les apophyſes des extrémités,
ce point ſe prolonge, & que la puiſſance
qui doit oſſifier ces extrémités, parte de
ce point ; il n'y contribue en rien. De-là
il réſulte qu'il y a trois principaux endroits
dans leſquels l'oſſification commence ſon
ouvrage ; l'un eſt au milieu du corps de
l'os, c'eſt celui qui nous donne les premiers linéamens de l'oſſification ; le ſecond
à une des extrémités, & l'autre à l'autre.

Mais s'il y a, ainſi que je viens de
l'avancer, trois endroits dans chaque os

Partie IV. N

long qui ont chacun leur principe d'ossification séparé : si le corps de l'os s'ossifie
à part ; si l'extrémité supérieure s'ossifie
indépendamment du corps de l'os ; s'il en
est de même de l'extrémité inférieure,
n'en seroit-il point de même aussi de ce
principe qui change en cartilage le premier tissu membraneux de l'os ? L'on peut
répondre que cela peut être ainsi jusqu'à
un certain point, mais qu'en totalité cela
n'est pas. Nous ne voyons point d'intervalle entre le cartilage de la tête & celui
du corps de l'os ; nous ne voyons point
un germe cartilagineux marcher dans une
substance membraneuse en s'accroissant &
s'avancer vers le corps de l'os, & nous
voyons distinctement le germe osseux de
chaque extrémité de l'os aller au devant
de l'extrémité osseuse du cylindre ou du
corps de l'os, pour s'identifier avec lui :
ainsi, quoiqu'il soit plus que vraisemblable
que la substance cartilagineuse de chaque
extrémité doit une partie de son accroissement aux petits vaisseaux qui viennent
s'y distribuer, & peut-être à un tissu
membraneux, l'on ne peut pas assurer
qu'elle leur doive sa première existence.

Il n'est donc pas également prouvé
que la puissance membraneuse de chaque
os agisse dans trois endroits séparés, au
milieu & aux extrémités ; l'on peut même

affurer que la fubftance cartilagineufe des
extrémités eft formée d'abord indépendamment de la fubftance membraneufe :
la raifon en eft fondée fur l'obfervation.
Nous voyons diftinctement marcher le
cartilage, s'avancer vers les extrémités,
& fe former à-peu-près comme le plomb
ou le fer fondu forme les cylindres de
plomb ou de fer : c'eft, pour ainfi dire,
d'abord un cylindre de mucilage ; ce
mucilage épaiffi s'épaiffit encore, & eft un
cartilage. Cette idée, qui eft fondée fur plufieurs obfervations faites fur les petits os
des embryons, révoltera d'abord ceux qui
prétendent que les premiers élémens de
nos os font d'abord membraneux ; mais je
dois à la vérité plus de déférence qu'à des
opinions reçues : je dis ce que j'ai vu.

Mais doit-on s'élever contre le fenti-
ment de ceux qui prétendent que les
membranes font les premiers germes de
l'offification ? Ce que j'avance ici n'eft
nullement contraire à cette doctrine ; l'on
en doit feulement conclure que dans les
os longs le cartilage ne doit pas entièrement fon exiftence aux membranes, mais
e une lymphe à & un mucilage épaiffi,
àntrecoupé de différens vaiffeaux qui le
foutiennent, l'affermiffent, le nouriffent,
l'échauffent, le defféchent & le dur-
ciffent. Il n'en eft pas de même des os

plats, tels que les os du crâne & plusieurs autres ; il suffit d'avoir observé les embryons de trois à quatre mois, pour être forcé d'admettre un principe membraneux dans leur ossification : je ne prétends pas même l'exclure tout-à-fait des os longs ; mais je me crois autorisé à y en ajouter un autre : c'est une humeur semblable à celle du crystallin, qui peu à peu prend en se desséchant, & par la force des vaisseaux dont elle est coupée en différens sens, une consistance solide. Telle est, selon moi, la principale matière qui forme les rudimens cartilagineux de nos os ; des filamens, des traits ourdissent l'ouvrage ; sur ces linéamens, que l'on appellera, si l'on veut, des membranes, viennent s'ajuster des gouttes d'une liqueur qui se fige & s'épaissit ; des vaisseaux d'une finesse extrême s'unissent aux linéamens ; les gouttes s'accrochent par leurs surfaces mutuelles les unes aux autres, & font le tissu d'un ouvrage ourdi par de simples traits.

La rotule conserve long-temps après la naissance, & même bien avant dans le terme de notre enfance, sa consistance cartilagineuse ; son ossification est plus tôt achevée à sa surface postérieure, c'est-à-dire, à celle qui touche les condyles, qu'à sa surface antérieure.

Dans le tybia, les deux condyles ne

forment dans le fœtus qu'une feule &
même épiphyfe ; l'extrémité inférieure de
ce même os, ainfi que la malléole interne,
eft auffi épiphyfe : il en eft de même des
deux extrémités du péroné, qui dans l'enfance font encore épiphyfes ; celle de
l'extrémité inférieure eft plus longue que
l'épiphyfe de l'extrémité fupérieure.

Les os du tarfe dans le fœtus font tous
cartilagineux ; ils ne prennent une confiftance offeufe que peu à peu vers le temps
où les enfans commencent à marcher ;
l'offification de chacun de ces os commence au centre de chaque épiphyfe cartilagineufe, & fe propage peu à peu du
centre à la circonférence ; les parties de
ces os qui s'offifient les dernières, font
celles qui font les plus éloignées du centre,
c'eft-à-dire, leurs bords &leurs angles:
cette règle fouffre, dans quelques os,
des exceptions.

Les os du métatarfe fuivent la règle générale de l'offification des os longs : elle
fe fait en trois endroits; d'abord leur corps
s'offifie, pendant que leurs extrémités
reftent encore cartilagineufes ; le corps
étant offifié, l'offification commence à fe
faire appercevoir dans chaque extrémité.

Chaque phalange fuit auffi la règle générale des os longs ; les deux extrémités
de chaque phalenge attendent, pour

prendre leur confiſtance oſſeuſe , que le corps de la phalange ait pris la ſienne ; les troiſièmes phalanges n'ont d'épiphyſe qu'à leur baſe ; l'extrémité antérieure s'oſſifie en même temps que le corps de chaque phalange , il paroît même qu'elle y commence. Après avoir indiqué les épiphyſes de l'extrémité inférieure , nous allons remonter à celles de l'extrémité ſupérieure.

Les deux extrémités de la clavicule ſont épiphyſes dans le fœtus , mais elles diſparoiſſent peu de temps après la naiſſance ; ce ſont les épiphyſes du corps humain qui s'oſſifient les premières.

Dans l'omoplate , l'angle inférieur eſt épiphyſe , & reſte ſouvent dans cet état bien avant dans le terme de notre enfance; tout le bord de l'épine de l'omoplate eſt épiphyſe : il en eſt de même de la cavité glénoïdale & de tout ſon contour ; il en eſt de même encore de l'acromium & de l'apophyſe coracoïde ; le bord même de la baſe eſt cartilagineux ou épiphyſe dans le fœtus ; l'angle poſtérieur & ſupérieur eſt auſſi épiphyſe.

L'humérus nous offre deux épiphyſes principales, l'une ſupérieure & l'autre inférieure ; car la tête eſt toute entière épiphyſe : il en eſt de même des deux condyles des éminences & de la cavité articulaire de l'extrémité inférieure ; les deux

épines latérales qui se terminent à l'un &
à l'autre condyle , sont aussi épiphyses ,
ainsi que les deux tubérosités qui sont placées sur le contour de la tête.

Le radius porte trois épiphyses : sa tête
dans le fœtus est tout-à-fait épiphyse ; la
seconde est la tubérosité du radius ; la troisième est l'extrémité inférieure de cet os ,
qui est tout-à-fait cartilagineuse.

L'on remarque aussi trois épiphyses
dans le cubitus ; une à son extrémité inférieure ; la seconde est l'olécrâne ; la troisième est l'apophyse coronoïde : il s'en
trouve encore une petite , c'est la cavité
sygmoïde , dans laquelle roule l'extrémité
supérieure du radius.

Les os du carpe suivent les mêmes lois
dans leur ossification que les os du tarse ;
ils gardent long-temps dans le fœtus leur
consistance cartilagineuse ; dans le fœtus
à terme , ils sont tout-à-fait cartilagineux ;
ils retiennent leur consistance cartilagineuse bien avant dans l'enfance ; ils ne
sont pas encore entièrement ossifiés dans
les premiers temps de l'adolescence ; leurs
bords & leurs angles sont les parties de
ces os qui s'ossifient les dernières.

Chaque os du métatarse nous présente
deux épiphyses ; l'une est sa tête , l'autre
est sa base.

Chacune des premières & des secondes

phalanges des doigts a deux épiphyses ; l'une est la tête de la phalange , l'autre en fait la base. Les troisièmes phalanges des doigts ne forment qu'une épiphyse , ainsi que nous l'avons remarqué aux troisièmes phalanges des orteils.

Dans la mâchoire inférieure il y a quatre épiphyses , qui sont les deux condyles & les deux apophyses coronoïdes ; il s'en trouve encore une troisième qui répond au menton ; elle divise la mâchoire en deux parties égales ; elle s'ossifie peu de temps après la naissance. La substance de cette épiphyse est si mince en quelques sujets , qu'elle paroît membraneuse.

L'on peut conclure de ce que nous avons dit des épiphyses , 1° que le nombre des épiphyses & des cartilages diminue à mesure que nous avançons en âge ; que dans l'extrême vieillesse il n'y en a plus du tout ; que le temps de notre formation est celui où il y en a le plus , & où elles sont proportionnellement plus grandes ; 2° que la plupart des épiphyses se changent en apophyses.

Il n'est donc pas difficile de distinguer au premier coup d'œil les os d'un vieillard, de ceux des jeunes sujets : dans ceux-ci, l'on remarque encore bien des épiphyses, ou du moins les traces n'en sont pas encore entièrement effacées : dans ceux des vieillards au contraire, il n'y a point d'épiphyse, il seroit inutile de les y chercher ; d'ailleurs, leur dureté est plus considérable. Les surfaces des éminences sont presque toutes raboteuses ; dans l'os vu dans son entier, on remarque quelque chose de rude & de sauvage.

Quiconque examinera avec attention les progrès des os depuis l'instant de notre formation jusqu'à l'extrême vieillesse, les changemens des épiphyses en apophyses, conclura aisément que la nature travaille sans cesse à l'augmentation des os ; ce travail dure autant que nos jours : elle les forme d'abord & les développe ; elle les fait passer par différens degrés d'accroissement & ensuite de dureté. Un Observateur expérimenté ne se trompera jamais dans le jugement qu'il portera sur les os qui lui seront présentés ; il saura & décidera sans se tromper jamais, si ce sont des os de vieillards ou des os de jeunes personnes.

Nous avons déja dit que la substance cartilagineuse de chaque épiphyse se changeoit en substance osseuse ; que le germe osseux naissoit ordinairement dans le centre de chaque épiphyse, & quelquefois dans un autre endroit ; qu'il augmentoit aux dépens de la substance cartilagineuse, & que sur la fin de la métamorphose d'une épiphyſe en apophyſe il ne reſtoit qu'une couche très-légère de ſubſtance cartilagi-neuſe entre le corps de l'os principal & l'épiphyſe.

Pour connoître ce qui ſe paſſe dans les derniers temps du changement d'une épi-phyſe en apophyſe, il faut ſéparer avec force, ou par le ſecours de la macération, une épiphyſe preſqu'entièrement oſſifiée, de l'os auquel elle eſt unie; alors on voit après la ſéparation les deux ſurfaces, celle de l'os principal & celle de l'épi-phyſe qui ſe touchoient, toutes couvertes d'éminences & de cavités; ces éminences & cavités ſont correſpondantes, c'eſt-à-dire, que chaque éminence qui paroît dans la ſurface de l'épiphyſe, eſt reçue dans une petite cavité pratiquée ſur la ſur-face de l'os, & chaque cavité de la ſurface de l'épiphyſe reçoit une petite éminence de la ſurface de l'os; ces deux ſurfaces ſont comme chagrinées ſur les éminences & ſur les cavités de la ſurface de l'épi-phyſe, il ne reſte qu'une couche preſ-qu'imperceptible de ſubſtance cartilagi-neuſe; déja dans quelques endroits cette couche eſt entièrement effacée, il n'en reſte aucun veſtige, pendant que dans d'autres endroits les reſtes en ſont encore aſſez conſidérables pour être apperçus. Les éminences dont eſt recouverte la ſur-

face cartilagineuse, en devenant osseuse,
se continuent avec les fibres osseuses de
chaque petite cavité de la surface de l'os
principal, & les éminences de la surface
osseuse se continuent avec les fibres osseuses de chaque petite cavité de la surface
de l'épiphyse. Cet ouvrage une fois fini, ce
seroit en vain qu'on chercheroit à séparer
ce qui étoit épiphyse, de la substance de
l'os; l'ébullition, la macération, sont des
moyens impuissans pour produire une
telle séparation : les coups, les efforts,
quelque grands qu'ils soient, peuvent
bien rompre l'os ; mais ils ne produiront
point une séparation, après laquelle on
voit dans les surfaces qui se touchoient,
la structure que je viens de développer;
il se fait fracture, & non pas une séparation telle que celle que je viens de décrire.

La dureté, l'épaisseur, la grandeur des
épiphyses varie suivant les sujets, suivant
leur âge & leur constitution ; aux uns, la
consistance des épiphyses est plus ferme
& plus dure qu'aux autres. Dans les rachy-
tiques, on trouve quelquefois les épiphyses aussi molles que les chairs ; elles
sont quelquefois très grosses, d'autres fois
elles sont flétries & ont perdu beaucoup
de leur beauté naturelle & de leur étendue : les os au contraire sont plus gros à
proportion, ils sont quelquefois mous

comme les chairs ou les cartilages ; on les plie, on les tourne en tous sens ; quelquefois la substance osseuse n'est qu'un tissu spongieux ou cellulaire, plein d'un sang noirâtre, épais, mêlé de moelle ; dans d'autres, c'est une sanie fétide qui sort des pores des os, pour peu qu'on les presse. Mais s'il falloit représenter aux yeux du lecteur sous combien de formes différentes la substance des os se présente dans le cours des dissections, pour peu qu'elles soient suivies & nombreuses, je passerois les bornes d'une simple exposition anatomique de la structure naturelle des os, tels qu'on les remarque dans l'état naturel : ces détails sont du ressort de la Pathologie médicinale.

Dans le cours de cet Ouvrage, j'ai souvent donné aux os longs l'usage des leviers : je l'ai aussi donné à l'assemblage de plusieurs petits os ; tel est, par exemple, l'assemblage des os du pied : il eût donc été convénable d'entrer dans quelques détails sur la nature & la différence des leviers, mais je renvoie cet article au traité des muscles. On sera peut-être surpris qu'après bien des détails sur la structure de chaque os en particulier, je ne fixe pas le nombre des os du corps humain ; mais je l'ai fixé au commencement de cet Ouvrage, autant qu'il le peut être. Les variétés dans le nombre des os séfamoïdes, & dans les clefs ou os de Vormius, font si fréquentes, qu'il n'eft guères poffible de les fixer plus exactement; mais, comme je l'ai dit, l'erreur ne roule que depuis un jufqu'à dix à douze petits os de plus ou de moins dans les différens fujets. Je ne me fuis point étendu dans de longs propos pour prouver l'utilité des connoiffances dont la ftructure des os enrichit l'efprit de ceux qui ont le courage de la fuivre dans tous les détails qu'elle préfente; je dirai feulement, en finiffant cet Ouvrage, que fi un Etudiant veut pénétrer, à la faveur des diffections anatomiques, dans les myftères de la nature, & la forcer en quelque forte à fe montrer nue & dans tout fon jour, il ne peut y réuffir, s'il n'a bien préfent à l'efprit tout ce qui a été expofé dens ce traité. Il paroîtra long, & peut-être ennuyeux; mais je fuis perfuadé qu'il ne fera un jour qu'un abrégé d'Oftéologie. Il ne me conviendroit pas de me flatter d'avoir tout obfervé; c'en fera affez pour moi, fi ce que j'ai dit fur les os, peut fervir de moyen à ceux qui porteront l'Anatomie au dernier degré de fa perfection, pour impofer à la poftérité le tribut d'une reconnoiffance immortelle.

Fin du Tome quatrième.

EXPLICATION

DE LA PLANCHE

DU TOME IV.

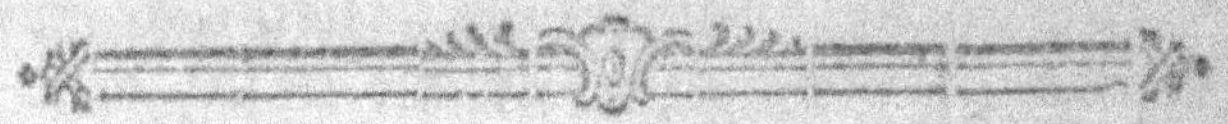

FIGURE PREMIERE.

Représente l'os du Bras, ou l'Humérus, vu par sa partie antérieure.

A Le corps ou partie moyenne de l'Humérus.

B L'extrémité supérieure.

C La Tête demi-sphérique & couverte d'un cartilage.

D Le Col de l'Humérus.

E La Sinuosité bicipitale.

F La petite Tubérosité, ou l'interne, sur laquelle est l'empreinte du muscle sous-scapulaire.

G Une partie de la grosse Tubérosité.

H La Cavité articulaire, qui n'a qu'une seule sinuosité à la face postérieure, & deux à l'antérieure.

a La petite Bosse couverte d'un cartilage, & arrondie, qui s'unit au rayon.

b L'Eminence moins arrondie , qui est au côté interne.

c L'Eminence mitoyenne.

d Les deux Sillons qui sont à côté.

I La petite Fosse , ou l'antérieure , dans laquelle l'apophyse coronoïde du cubitus entre dans le temps de la flexion.

L La Tubérosité appelée le condyle interne , ou le condyle court.

M La Crête appelée condyle externe , ou condyle long.

FIGURE II.

Représente l'os du Bras , ou l'Humérus , vu par sa partie postérieure.

A Le corps ou partie moyenne de l'Humérus.

B L'extrémité supérieure.

C La Tête demi-sphérique.

D Le col de l'Humérus.

E La grosse Tubérosité , ou Tubérosité externe , sur laquelle on voit trois empreintes musculaires.

H La Cavité articulaire.

K La Fosse postérieure , qui reçoit l'Olécrâne lorsque le bras est étendu.

L La Tubérosité appelée le condyle interne ou condyle court.

M La Crête appelée condyle externe , ou condyle long.

FIGURE III.

Repréfente l'os du Coude , vu du côté
 qui regarde le Rayon.

A Le corps ou la partie moyenne de
 l'Os.
B L'angle externe du corps , auquel
 s'attache le Ligament inter-offeux ,
 ou entr'offeux.
C L'extrémité fupérieure , dans laquelle
 on voit l'Olécrâne.
a La pointe de l'Olécrâne.
D L'Apophyfe coronoïde.
E La grande Cavité articulaire , qui fait
 le ginglyme avec l'os du bras.
F La petite Cavité articulaire , pour
 l'union du Cubitus & du Radius par
 en haut.
G L'extrémité inférieure.
H Le Col.
I La petite Tête couverte d'un cartilage
 articulaire.

FIGURE IV.

Repréfente l'os du Coude , vu du côté
 oppofé au Rayon.

A Le corps ou la partie moyenne de
 l'Os.
C L'extrémité fupérieure.
D L'Apophyfe coronoïde.

E   La grande Cavité articulaire.
G   L'extrémité inférieure.
H   Le Col.
K   L'Apophyse styloïde de l'os du Coude.

FIGURE V.

Repréſente l'os du Rayon, vu du côté interne.

A   La partie moyenne ou le corps.
B   La Crête ou l'Angle auquel s'attache le Ligament inter-oſſeux.
C   La Portion arrondie & convexe du Corps.
D   L'extrémité ſupérieure.
E   La Tête qui s'articule avec l'Humérus.
F   Le Col ſur lequel la Tête eſt portée.
G   La Tubéroſité à laquelle s'attache le tendon du muſcle biceps.
H   L'extrémité inférieure.
I   L'éminence externe appelée Styloïde.

FIGURE VI.

Repréſente l'os du Fémur, vu par ſa face antérieure.

A   Le corps de l'Os, arrondi & liſſe en devant.
B   L'extrémité ſupérieure.

C   La Tête dont la surface est incrustée
     d'un cartilage.
D   La petite Empreinte ligamenteuse,
     qui est presque au milieu de la sur-
     face de la tête.
E   Le Col du Fémur.
F   Le grand Trochanter.
H   Le Condyle interne.
I   Le Condyle externe.
L   La Coulisse articulaire qui est en
     devant entre les Condyles, & sur
     laquelle glisse la rotule.

F I G U R E   V I I.

Représente le Tybia vu par devant.
A   Les deux Faces antérieures du corps
     de l'Os, qui sont distinguées par
     l'angle appelé la crête.
B   L'extrémité supérieure.
C   Les deux Condyles.
DD   Les Faces, ou cavités articulaires.
E   Le Tubercule, qui distingue les ca-
     vités articulaires.
F   Le Col de l'extrémité supérieure.
G   Le Tubercule pour l'attache du liga-
     ment de la Rotule.
H   L'extrémité inférieure.
I   La Face articulaire qui reçoit l'As-
     tragal.
K.   La Malléole interne.

FIGURE VIII.

Répréfente l'os Péroné.

A Le corps de l'Os.
B L'extrémité fupérieure.
C La petite éminence qui eft à la face
    extérieure de la tête.
D La facette articulaire pour fon union
    au Tybia.
E L'extrémité inférieure.
F L'éminence qui fait la Malléole ex-
    terne.
G Le Col de cette éminence.

Fin de l'Explication des Figures.

---

*Approbation de la Faculté de Médecine de
Paris.*

Nous, Commiffaires nommés par la
Faculté de Médecine de Paris, avons
examiné un Manufcrit intitulé *Traité d'Oftéologie*, &c. par M. Bertin notre Confrère; & nous jugeons que la clarté &
l'exactitude avec lefquelles l'Auteur traite
cette partie importante & fondamentale
de l'Anatomie, rendent fon Ouvrage
très-digne de l'impreffion. Donné à Paris
ce premier Septembre 1753.

BARON.   LASSONE.

Oüï le rapport de MM. Baron le jeune & de Laſſone , Commiſſaires nommés par la Compagnie , pour examiner l'Ouvrage de M. Bertin , notre Confrère , ſur l'Oſtéologie ; la Faculté conſent que cet Ouvrage ſoit imprimé. Fait à Paris aux Ecoles de Médecine , dans l'Aſſemblée tenue le premier Septembre 1753.

BARON, Doyen.

EXTRAIT DES REGISTRES

de l'Académie Royale des Sciences.

Du 11 Août 1753

Messieurs de Laſſone & Baron , qui avoient été nommés pour examiner un Traité d'Oſteologie, compoſé par M. Bertin, en ayant fait leur rapport, l'Académie a jugé cet Ouvrage digne de l'impreſſion ; en foi de quoi j'ai ſigné le préſent Certificat. A Paris, le 11 Août 1753.

GRANDJEAN DE FOUCHY ,
Secrétaire perpétuel de l'Aca-
démie Royale des Sciences.

MÉMOIRES
SUR DIFFÉRENS POINTS
D'OSTÉOLOGIE,
Par M. HÉRISSANT.

Extraits des Mémoires de l'Académie Royale des Sciences, années 1754 & 1758.

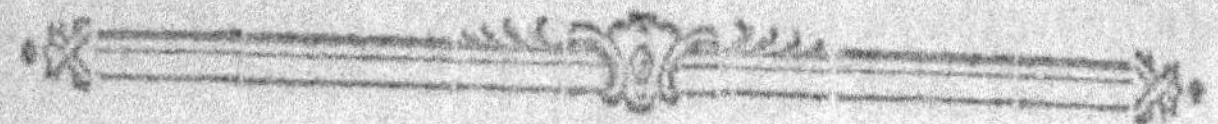

ÉCLAIRCISSEMENS

SUR L'OSSIFICATION,

Par M. HERISSANT.

Mémoire tiré de ceux de l'Académie Royale des Sciences, année 1758, page 322.

L'OSSIFICATION, cette opération par laquelle des parties membraneuses ou cartilagineuses sont converties en des pièces dures & solides, destinées à former une charpente capable de donner la fermeté & l'attitude au corps des animaux & d'en soutenir tous les organes, est pour nous une opération bien importante : on n'a pu manquer d'en chercher la cause, dès qu'on a commencé à raisonner sur les effets physiques ; elle en est un très-admirable : les Auteurs (a) qui en ont traité

(a) Clopton-Havers, Gagliardy, Malpighi, Kerckringius, M. de Lassone, premier Médecin du Roi, *Mém. de l'Acad. ann. 1751 & 1752.*

essentiellement ont été bien partagés sur cette cause ; & le grand & beau travail qu'a fait M. Duhamel sur les os (*a*), peut faire voir combien on étoit éloigné de la saisir, puisque cet habile Académicien, qui en sentoit d'ailleurs toutes les difficultés, n'a pas jugé à propos de faire aucune recherche sur cette matière, ayant mieux aimé en abandonner toute la gloire à d'autres Physiciens, comme il le dit lui-même.

Il seroit trop long & même inutile de rapporter ici les différentes opinions qui ont paru à ce sujet ; je m'attacherai plus volontiers à faire remarquer qu'il y a des expériences auxquelles on n'a pas songé, aussi simples que celles qui ont été tentées, qui peuvent nous apprendre que la matière n'étoit point épuisée, & qu'il restoit encore bien des choses importantes à y découvrir.

Il n'y a pas de partie dans le corps des animaux qui soit plus dure & plus solide que les os ; il n'y en a pas non plus dont la substance soit plus sujete à être différemment altérée que la leur : la nature

---

(*a*) *Mém. de l'Acad. ann. 1739, 1741, 1742 & 1743* ; & recueil périodique d'observations de Médecine, par M. Vandermonde, Médecin. *Mois de septembre 1757.*

semble

semble être continuellement occupée de
ces organes : ils croiſſent dans la jeuneſſe
& y acquièrent une dureté & une ſolidité
plus ou moins grandes ; dans la vieilleſſe
cette dureté augmente pour l'ordinaire &
devient quelquefois ſemblable à celle de
l'ivoire ; il y a des cas où ces pièces ſi
denſes & ſi dures, ſe gonflent & s'épaiſ-
ſiſſent conſidérablement; il y en a d'autres
au contraire ou elles ſemblent s'uſer peu
à peu, & deviennent par-là très-minces ;
il y a des circonſtances où l'on en voit qui
ſe détruiſent entièrement ou en partie,
pour s'établir enſuite, & former de nouvelles pièces oſſeuſes ; il y a d'autre cas
où les os les plus compactes perdent tout-
à-fait leur conſiſtance, & deviennent
mous, ſpongieux & cartilagineux; en un
mot on en voit qui deviennent preſque
ſemblables à des morceaux de chair, &c.

Le mécaniſme de l'oſſification des parties molles a été ſi peu connu des Phy-
ſiciens (a), qu'il auroit été bien étonnant

____

(a) En effet, tout ce que les Anatomiſtes nous
rapportent ſur cette matière, ſe réduit à nous
apprendre que les os ſont des corps très-durs &
très-ſolides, compoſés de parties tartareuſes,
terreuſes ou tophacées, &c. mais aucun d'eux
n'a connu la véritable compoſition de ces organes,
ce qui fait qu'on a eu juſqu'à préſent une idée
fort imparfaite de leurs maladies.

Partie IV.   O

qu'ils eussent pu pénétrer la véritable cause de tous ces phénomènes singuliers ; j'ai fait des expériences à ce sujet, que je rapporterai dans deux Mémoires ; dans le premier (qui est celui-ci), je ne parlerai que de celles qui ont été tentées pour servir d'éclaircissemens sur l'ossification, & dans le suivant il ne s'agira que de celles qui ont été faites pour établir en conséquence une nouvelle théorie des maladies des os, fondée sur des principes beaucoup plus certains que ceux qu'on a eus jusqu'ici.

On croit communément, & il faut convenir que la plupart des observations semblent l'indiquer, qu'il en est de l'ossification des membranes & des cartilages, à peu-près de même que de la pétrification des bois ; c'est-à-dire, que lorsque les premiers s'ossifient, leur partie membraneuse ou cartilagineuse proprement dite, se convertit en une substance purement osseuse, comme il y a apparence qu'il arrive dans la pétrification des bois, où la partie ligneuse paroît se changer & se convertir en une matière tout-à-fait pierreuse.

Mais pour peu qu'on réfléchisse sur les métamorphoses singulières qui viennent d'être rapportées, & auxquelles les os sont sujets pendant le temps de la vie, on verra bientôt combien cette explication si plausible est défectueuse : c'est ce qui m'a determiné à faire de nouvelles recherches sur cette fonction, en me laissant conduire par une chaîne d'expériences & d'observations pour aller par-tout où elles me conduiroient ; & j'avoue que je n'ai pu me refuser à l'admiration, en voyant le nombre prodigieux de ressources qui sont préparées pour remédier aux accidens dont la charpente du corps animal peut être menacée.

La première question & la plus naturelle qui se présente à faire, lorsqu'on jette les yeux sur les parties molles qui sont dans le travail de l'ossification, c'est de demander, qu'est-ce qui fait la dureté des os, & en quoi consiste-t-elle ? (a)

Avant de répondre à cette question qui a si fort embarrassé les Physiciens, il faut savoir que l'idée la plus nette qu'on puisse se faire des parties osseuses en général, de leur caractère essentiel & distinctif, c'est de les regarder comme étant des organes composés de deux sortes de subs-

----

(a) Une semblable question peut avoir lieu par rapport au bois : on peut demander qu'est-ce qui fait la dureté du bois, en quoi consiste-t-elle ? C'est ce que je me réserve d'examiner dans un Mémoire particulier.

tances principales : (*a*) la première qui
sert de base à la seconde , & qui en est
même l'organe sécrétoire , est une espèce
de *parenchyme cartilagineux* qui ne s'ossifie
jamais , à proprement parler , & qui ne
change jamais de nature ; il conserve son
caractère cartilagineux , tant que l'os à
qui il appartient est existant ; c'est dans
les vaisseaux fins & déliés dont cette première substance n'est qu'un tissu en forme
de réseau disposé par couches & par feuillets , que se fait la circulation des liqueurs
destinées à la nourriture des os. Ce parenchyme est continu aux fibres ligamenteuses qui composent les liens qui assujettissent les os ensemble , & l'est de même
aux fibres tendineuses des muscles qui sont
intimement adhérens aux os , sans l'inter-
mission d'aucune membrane : ce parenchyme qui entre pour la plus grande partie
dans la composition des pièces osseuses ,
donne aux os une certaine souplesse capable d'empêcher qu'ils ne se rompent &
ne se cassent avec trop de facilité ; c'est
lui aussi qui sert de nourriture aux animaux

(*a*) Je dis principales , parceque je ferai voir
dans mon Mémoire sur les maladies des os ,
qu'il y a encore d'autres substances qui concourent nécessairement à la formation des os , & qui
y jouent un rôle très-important.

qui font réduits à vivre feulement d'os.
La feconde fubftance eft purement terreufe
ou cretacée; c'eft elle qui donne la folidité
& la dureté aux os, fur-tout quand elle
eft pure & qu'elle n'eft viciée par aucun
mauvais levain : c'eft cette fubftance qui
fournit l'*album græcum*, dont parlent les
Anciens, & qui n'eft autre chofe qu'une
matière cretacée que les chiens rendent
en place d'excrémens, lorfqu'on les a
nourris long-temps, feulement avec des
offemens dépouillés de toutes parties
molles; enfin c'eft cette matière cretacée,
qui feule fe charge de la partie colorante
de la garence qu'on a mêlée dans la nourriture qu'on a fait prendre pendant quelque
temps à certains animaux.

Mais on demandera, & on doit demander, s'il eft bien certain que la fubftance
cartilagineufe des parties qui doivent devenir os, ne s'offifie jamais ; & s'il eft
bien vrai qu'elle conferve en tout temps
le caractère qui lui eft propre ? On demandera, fi je ne me fais point illufion, & fi
je ne prends pas pour parenchyme cartilagineux des os, leur fubftance terreufe
même, où il ne s'eft fait d'autre altération que celle d'avoir été ramollie par
l'agent quelconque dont j'aurai pu m'être
fervi dans mes expériences ? Enfin, on
demandera quel peut donc être le méca-

O iij

nisme par lequel ces deux substances principales , étant réunies ensemble , deviennent capables de former des pièces aussi dures , aussi solides & aussi compactes que font les os ?

On ne s'attendroit pas qu'une transformation si singulière des membranes & des cartilages en des parties osseuses , ne fût point du tout l'effet d'une ossification parfaite , telle qu'on l'a cru jusqu'ici : on ne soupçonneroit pas que cette transformation fût plutôt l'effet d'une espèce d'incrustation animale d'une nature très-particulière , formée par le moyen d'une matière cretacée , qui enduit & incruste de toutes parts les fibres & les fibrilles du réseau qui constitue le parenchyme cartilagineux de la partie qui s'ossifie. On n'imagineroit pas non plus , ce qui est pourtant vrai , que pour faire reparoître sous leur première forme les cartilages ou les membranes qui nous ont semblé ossifiés , il ne faut que les dépouiller entièrement de la matiére terreuse ou cretacée dont chaque fibrille est encroûtée en dedans & en dehors. C'est au moins ce qui méritoit d'être examiné scrupuleusement ; & ce sont les essais que j'en ai faits qui m'ont découvert , à ce que je pense , le mystère de l'ossification.

J'examinai donc avec une attention

nouvelle toutes les circonstances de cette fonction ; & pour mieux réussir dans mon entreprise, j'ai cru devoir d'abord refaire la plupart des expériences qui avoient déja été faites sur cette matière. Une seule m'a paru suffire & mériter la préférence sur toutes les autres ; c'étoit d'ailleurs une expérience si aisée à répéter, qu'il n'eût pas été naturel que je m'en fusse dispensé; je l'ai même refaite un plus grand nombre de fois qu'on ne jugeroit nécessaire qu'elle l'eût été : aussi ne rendrai-je pas compte de ce qui est arrivé à la grande quantité d'ossemens qui ont servi pour mes expériences ; je me contenterai de rapporter les faits & les résultats les plus intéressans.

Ces expériences ont été faites avec la plus grande exactitude, & dans des vues tout-à-fait différentes de celles qu'on a eues jusqu'à présent.

Je commençai donc par scier plusieurs morceaux de la substance dure & compacte d'os humains, de cheval, de poulain, de bœuf, d'éléphant, &c. J'en formai des lames plus ou moins minces par le moyen d'une meule dont on se sert pour user la nacre ; ces lames furent ramollies dans la liqueur suivante, qui est celle dont je me suis servi dans toutes les expériences que je rapporterai ci-après; elle étoit composée d'une partie de bon esprit de nître fumant & de quatre parties d'eau commune ; j'ai préféré cet esprit de nître à tout autre , afin d'avoir un terme qui pût me donner une liqueur toujours égale en force : mes lames osseuses furent mises dans cette liqueur , & elles y trempèrent environ une heure & demie ou deux heures, après quoi elles furent retirées ; celles qui étoient les plus minces devinrent alors assez semblables à des morceaux de membranes ; celles au contraire qui étoient les plus épaisses auroient volontiers été prises pour des cartilages frais : je laissai sécher toutes ces pièces ; les premières devinrent semblables à des lambeaux de vessie desséchée , & les autres représentoient assez bien des morceaux de corne de lanternes ou des cartilages secs.

Cette métamorphose de lames osseuses en des morceaux assez semblables à des membranes ou à des cartilages, me frappa; je n'ignorois pas certainement qu'on savoit avant moi que les os & l'ivoire se ramollissent dans des liqueurs acides ; mais j'étois bien certain d'un autre côté , que personne ne nous avoit encore démontré d'une manière bien satisfaisante , en quoi consiste ce ramollissement , & quelle en est la cause.

Cette singularité , dont je sentois toute l'importance , me parut digne d'être

obfervée de plus près : j'ai donc cherché
à connoître quelle eft la véritable caufe
de cet effet ; je l'ai examinée comme un
phénomène nouveau ; & pour en mieux
faifir toutes les particularités, voici comme
je raifonnai. Mes lames offeufes étoient dures & opaques avant qu'elles euffent trempé dans ma liqueur ; elles fe font au contraire trouvées molles & tranfparentes, après
y avoir demeuré quelque temps : quelle
peut donc être la caufe de ce changement?

Toujours tenté de croire que cela pouvoit venir de ce que ces lames avoient
peut-être perdu quelque chofe de leur
propre fubftance dans la liqueur acide,
j'effayai d'en faire ramollir de nouvelles,
avec cette différence que les unes tremperoient en entier dans la liqueur, & que
d'autres n'y tremperoient qu'en partie,
afin d'être plus à portée de comparer la
portion qui feroit ramollie avec celle du
même os qui ne le feroit pas ; j'eus de
plus la précaution de pefer fcrupuleufe-
ment toutes ces lames devant & après la
macération ; & j'ai toujours trouvé que
celles qui avoient entièrement trempé
avoient perdu prefque la moitié de leur
poids ; que celles au contraire qui n'avoient
trempé qu'en partie, en avoient perdu à
proportion, c'eft-à-dire, les unes plus,
les autres moins, fuivant que la portion

O v

qui avoit trempé étoit plus ou moins
considérable.

Eclairé par cette expérience, je me
persuadai de plus en plus que l'opinion
qu'on avoit de l'ossification, n'étoit pas
encore celle dont on devoit se contenter ;
& il me vint d'abord à l'esprit que ce
qu'on regardoit comme ramollissement
des os dans les liqueurs acides, n'en étoit
peut-être pas un, à proprement parler,
mais que ce pourroit être plutôt une décomposition des os mêmes, opérée par
l'action de la liqueur acide qui enlève à
ces organes la matière terreuse ou cretacée, qui leur donne la dureté & la solidité qu'on leur reconnoît.

Plus j'ai réfléchi depuis sur cette idée,
plus je l'ai trouvée conforme à ce que
nous offre l'expérience ; plus aussi je l'ai
crue propre à nous donner l'explication
bien mécanique de la cause des différentes
altérations qu'éprouvent les os dans les
maladies qui les attaquent (*), & à nous

(*) Toutes les maladies des os, si on en excepte
les luxations, consistent en une décomposition
plus ou moins complète, ou plus ou moins considérable de leur substance, comme je le ferai
voir dans mon Mémoire sur les maladies de ces
organes. (*Mém. de l'Acad.* 1758. *pag.* 424).

donner de grandes vues touchant la manière de les traiter.

Des expériences de même nature que les précédentes, furent répétées sur des os malades, sur des grands, sur des moyens & sur des petits ; les uns étoient très-secs, les autres étoient frais ; les résultats ont été les mêmes. Du nombre de ces os, étoient, par exemple, une calotte du crâne d'un enfant âgé d'environ un an, une mâchoire inférieure d'un homme de quatre-vingts ans, un os de la cuisse d'une fille âgée de vingt ans, un morceau d'ivoire, une tête entière d'un jeune homme de trente ans, un tibia entièrement carié par le virus vénérien, la moitié d'un fémur, sur lequel il y avoit une exostose de la grosseur d'un œuf de poule, un morceau de l'artère aorte qui étoit ossifiée, & que M. Morand, père, nous a fait voir dans une de nos assemblées particulières.

Toutes ces parties furent mises, chacune séparément, dans des bocaux de verre : je versai par dessus suffisamment de ma liqueur acide pour qu'elles pussent tremper entièrement ; je fermai l'ouverture de chaque bocal avec un couvercle de verre ; il sortit sur le champ de toutes ces parties osseuses une quantité prodigieuse de petites bulles d'air, dont le mouvement étoit très-accéléré. Le tout de-

meura en cet état pendant plusieurs jours,
au bout desquels je retirai de la liqueur
les os qui me parurent assez ramollis ; ceux
qui ne l'étoient pas au point que je desi-
rois, y furent replongés, & n'en furent
retirés qu'au bout de plusieurs autres jours :
tous avoient conservé leur forme extérieure, quoiqu'ils fussent devenus mous
& flexibles comme des cartilages frais (*).

(*) Le grand Stenon, dans son discours sur
l'Anatomie du cerveau, à Messieurs de chez M.
Thevenot en 1668, rapporte qu'il est impossible
de bien démontrer quelle est la situation naturelle
des parties du cerveau, en enlevant, comme on
fait ordinairement, la calotte osseuse par le moyen
de la scie, du ciseau & des tenailles qui occasion-
nent toujours des concussions ou des ébranlemens
capables de procurer des dérangemens considérables dans les parties délicates de ce viscère ; il
ajoute qu'il seroit à souhaitter qu'on trouvât quelque liqueur qui pût dissoudre les os en peu de
temps, ou les ramollir, & que ce seroit la meil-
leure de toutes les manières de séparer le crâne
pour bien démontrer le cerveau & toutes les parties qui le composent. C'étoit pour remplir les
vues de ce célèbre Anatomiste, que j'ai pris la
tête entière d'un jeune homme de vingt-deux ans
récemment décédé ; je laissai tremper cette partie
dans ma liqueur acide pendant environ 15 heures,
au bout duquel temps je la trouvai ramollie, au
point que je la coupai aisément avec la pointe de
mes ciseaux ou avec mon scalpel, ce qui fit que je
trouvai effectivement les parties du cerveau dans
une situation bien différente de celle où on les a.

Je les laissai bien sécher , & ils devinrent transparens comme des morceaux de
corne ou de cartilages desséchés. J'eus
grand soin de conserver à part toute la
liqueur dans laquelle ces os avoient
trempé ; alors je les pesai chacun séparément , comme j'avois déja eu la précaution de le faire avant de les mettre dans
la liqueur ; je trouvai qu'il s'en falloit de
beaucoup que leur poids fût , après la
macération , le même qu'il étoit avant :
en effet , la calotte osseuse qui pesoit avant
l'expérience deux onces six gros , ne pesa
plus après qu'une once quatre gros ; donc
elle avoit perdu une once deux gros de
son poids : l'os de la cuisse , qui pesoit
quinze onces dix grains , fut réduit à huit
onces neuf grains ; donc il avoit perdu
sept onces un grain : ainsi des autres , qui
perdirent chacun beaucoup de leur poids.

J'étois très-curieux de m'instruire sur la
cause qui avoit pu réduire toutes ces pièces osseuses si dures & si compactes , à
l'état de mollesse & de souplesse où je les

---

trouvées jusqu'ici. Il y a plus , c'est que par ce
ramollissement je me suis trouvé à portée de suivre plusieurs filets nerveux , jusqu'à présent igno-
rés , qui vont se répandre dans la substance des
os de la tête , & dont j'aurai occasion de parler
amplement ailleurs.

trouvai après avoir macéré pendant quelque temps dans la liqueur acide : je desi-
rois beaucoup encore de savoir ce qu'étoit
devenue la matière qui leur manquoit,
& qui faisoit qu'elles étoient devenues
beaucoup plus minces qu'elles n'étoient
avant la macération.

Pour cela, je crus que je ne pouvois
me dispenser de faire l'analyse de toute
la liqueur dont je m'étois servi pour
ramollir ces os : je la fis donc évaporer à
une chaleur douce jusqu'à pellicule, & je
la laissai réfroidir ; alors il ne resta dans
le plat de faïance dont je m'étois servi
qu'une matière coagulée en cristaux
jaunâtres, ayant la forme de lames apla-
ties, comme beaucoup de sels neutres
vitrioliques à base terreuse ; mais ces cristaux étoient extrêmement tendres & fria-
bles, ils avoient l'air un peu gras ; ils rete-
noient beaucoup d'eau dans leur cristalli-
sation, ce qui leur donnoit la propriété de
se liquéfier aussitôt qu'ils éprouvoient le
moindre degré de chaleur. Enfin, ce sel,
qui est un vrai nître à base terreuse,
formé par la combinaison de l'acide nîtreux avec ce qu'il a pu dissoudre des os,
avoit une saveur très-piquante, il s'humec-
toit à l'air, & le feu en enlevoit facilement l'acide. Il se décompose par les sels
alkalis fixes qui en séparent la terre, &c.

Il détonne très-peu sur les charbons ardens, & il reſſemble, par les propriétés dont je viens de parler, aux ſels nîtreux formés de la combinaiſon de la plupart des terres abſorbantes avec l'acide nîtreux, à l'exception cependant de la légère détonnation que ne font pas ſi ſenſiblement les ſels nîtreux à baſe purement terreuſe ; mais il diffère de ces ſels, en ce qu'il eſt beaucoup plus ſuſceptible de criſtalliſation.

· Ce fait aſſez curieux indique que l'acide nîtreux diſſout non-ſeulement la partie terreuſe des os, mais qu'il ſe charge en même temps d'une portion de matière graſſe & gélatineuſe, à la faveur de laquelle il forme un nouveau ſel nîtreux à baſe terreuſe (juſqu'ici inconnu), qui diffère des autres ſels de cette eſpèce, en ce qu'il eſt moins déliqueſcent & ſuſceptible de la criſtalliſation dont il vient d'être fait mention.

Inſtruit par cette expérience, j'ai donc dû juger que la baſe terreuſe du ſel que je venois de tirer de ma liqueur acide, devoit être la matière qui manquoit à mes os d'expériences. Les moyens propres à confirmer cette conjecture étoient des plus ſimples, & je n'ai pu manquer de les employer. J'ai pris toute la maſſe ſaline que ma liqueur acide venoit de me fournir, je l'ai miſe dans un grand creuſet, que j'ai placé sur des cendres chaudes : quelque temps après, cette matière se boursouffla considérablement, ce qui fut cause que je la retirai & que je la remis alternativement sur le feu jusqu'à ce qu'elle fût parfaitement calcinée. J'en remis alors entre mes deux doigts, dès qu'elle fut refroidie, & elle y fut réduite en une poudre impalpable très-blanche ; j'en posai sur ma langue, & j'y reconnus toutes les qualités d'une vraie terre absorbante. Je pesai tout ce que la calcination me donna, & j'en retirai deux livres deux onces quatre gros trente grains, qui étoient presque le poids que mes os avoient perdu à eux tous : je dis presque, parce qu'il ne s'en est fallu que vingt-quatre grains pour égaler au juste le poids qui leur manquoit, lequel étoit de deux livres deux onces quatre gros cinquante-quatre grains.

Quoique ces expériences eussent dû paroître plus que suffisantes pour prouver que la cause du ramollissement des os dans des liqueurs acides, ne vient que de ce que ces liqueurs enlèvent à ces parties une plus ou moins grande quantité de leur matière cretacée (*a*), il étoit pourtant encore

---

(*a*) D'après ces principes il ne sera pas inutile de proposer ici un moyen très-facile pour rendre à

bien important d'examiner si ce qui en restoit, lorsqu'elles se trouvoient entièrement dépouillées de cette espèce de craie, devoit être regardé comme une matière approchante de celle du cartilage, & si elle en avoit les caractères essentiels & distinctifs.

Une expérience, que tout le monde auroit imaginée sans peine, a changé ce doute en certitude. J'ai pris plusieurs morceaux de ces parenchymes cartilagineux (a) ; j'en ai mis quelques-uns dans

---

certains ouvrages d'ivoire ou d'os jaunis à l'air, la couleur blanche qu'ils avoient lorsqu'ils ont été récemment sculptés : pour cela il ne faut que les frotter convenablement avec une brosse un peu rude, qu'on a soin de tremper de temps en temps dans une liqueur composée d'une partie d'esprit de nître fumant, & de dix parties d'eau commune très-claire & très-limpide, après quoi on laisse tremper ces ouvrages dans l'eau commune seule, pour en enlever l'acide, qui sans cette précaution, agiroit tellement sur la matière cretacée, qu'il ramolliroit ces parties du plus ou du moins. Par cette manœuvre on enlève la légère superficie de la matière cretacée qui s'est jaunie par l'impression de l'air.

(a) Cette substance parenchymateuse est susceptible de deux sortes de préparations. La première consiste à la passer en huile, après lui avoir enlevé tout l'acide nitreux par le moyen d'une lessive alkaline ; alors on a par cette préparation

le feu & j'en ai exposé d'autres à la flamme d'une bougie ; tous aussitôt se font enflammés comme si c'eût été des morceaux de cuir, de cartilage desséché, ou de corne ;

---

des morceaux dont la flexibilité est approchante de celle du chamois ; ces morceaux ainsi préparés peuvent être convertis en portions osseuses factices ; pour cela, voici comme je m'y prends : il ne faut pas se rebuter, car le procédé demande un assez long temps. Je me sers d'une liqueur composée, par exemple, de huit onces de ma liqueur acide, que j'ai soulée de matière cretacée ; je verse ces huit onces dans vingt livres d'eau commune légèrement chargée de colle de poisson ; ensuite j'y trempe à plusieurs reprises les morceaux que je veux durcir ; mais j'ai la précaution de bien les laisser sécher à chaque fois que je les ai plongés dans cette liqueur ; alors le tissu celluleux de ces portions cartilagineuses se remplit peu à peu de matière cretacée qui l'incruste, pour ainsi dire, dans tous ses points. Enfin, après avoir répété cette manœuvre pendant plusieurs mois, j'ai eu le plaisir de voir que mes morceaux de substance parenchymateuse perdoient peu à peu leur souplesse, qu'ils se durcissoient par degrés ; & qu'enfin ils reprenoient insensiblement une dureté approchante de celle du tissu celluleux des os. La seconde préparation du parenchyme cartilagineux des os consiste à scier d'abord un os par lames très-minces, dont on enlève toute la matière cretacée par la liqueur acide ; ensuite on en laisse bien sécher le parenchyme, qui devient alors assez transparent pour être substitué aux cornes de certaines petites lanternes.

l'odeur qui en réfultoit étoit la même, &
le charbon qui en provenoit étoit noir,
luifant, fpongieux, léger, friable & en
très-petite quantité, à proportion de la
groffeur des morceaux dont ils venoient.

Content de voir ainfi quadrer mon fen-
timent avec l'expérience, j'allois mettre
fin à cet examen, lorfqu'il me vint en pen-
fée de faire encore une épreuve que voici.
Je fis calciner à blancheur dans un creufet
un morceau de la partie moyenne d'un
fémur humain; fon poids étoit de trois
onces vingt grains avant la calcination.
Mon intention étoit alors d'en enlever,
par l'action du feu, le parenchyme cartilagineux. La calcination étant parfaite, je
m'apperçus que le volume de cet os étoit
bien diminué, ainfi que fon poids, qui
étoit réduit à celui d'une once douze
grains.

Je jetai ce morceau calciné dans ma
liqueur, & il s'y eft diffous fur le champ,
fans qu'il en foit refté le moindre veftige;
je fis évaporer cette liqueur à une chaleur
douce, & au lieu d'une matière faline,
femblable à celle que j'avois retirée de la
liqueur dans laquelle j'avois fait ramollir
des os non-calcinés, j'ai eu un fel formé
de la combinaifon de la terre des os calcinés avec l'acide nîtreux : ce fel étoit entièrement déliquefcent & de même nature

que tous les sels nîtreux à base purement
terreuse; il en est de même de la base du
sel produit par la dissolution des os non-
calcinés, lorsqu'on la calcine après la pré-
cipitation; elle ne forme plus avec l'acide
nîtreux qu'un sel absolument déliquescent.
J'ai ensuite fait calciner toute la masse sa-
line que j'ai retirée de cette liqueur; j'en
ai eu une poudre blanche & cretacée,
dont le poids étoit d'une once dix grains:
il ne s'en est fallu que de deux grains pour
que ce poids fût égal à celui que mon os
calciné avoit avant que d'être dissous dans
la liqueur acide. *

Voilà, si je ne me trompe, suffisamment de preuves pour constater que les os
ne sont pas des organes tels qu'on les a
crus jusqu'ici; qu'ils ne sont pas d'une

---

* J'ai eu les mêmes résultats, lorsque je me
suis servi d'*album græcum*, en place d'os calciné
à blancheur, c'est-à-dire, que cette matière a
été dissoute sur le champ dans ma liqueur acide,
sans qu'il en soit resté aucun vestige parenchyma-
teux; la même chose est encore arrivée, lorsque
j'ai jeté dans cette liqueur certaines concrétions
inorganisées, mais purement gypseuses, plâ-
treuses ou cretacées, que rendent quelquefois
les goutteux par certains articles des doigts, ou
même par les urines. Je m'étendrai plus au long
sur ce fait important, dans mon Mémoire sur les
maladies des os.

ſubſtance homogène ; que leur oſſification n'eſt pas parfaite , mais que ce n'eſt qu'une demi - oſſification , ou encore mieux une eſpèce ſingulière d'incruſtation dont on n'avoit encore aucune idée.

A ces preuves qui ont toute la force néceſſaire , qu'il me ſoit permis d'ajôuter que les os ne ſont pas les ſeules parties animales formées par incruſtation ; je ferai voir dans un autre Mémoire qu'il ſe rencontre dans la Nature quantité d'autres productions qui ſont vraiment l'effet d'une incruſtation animale , & non pas de concrétion pierreuſe , &c. comme on paroît l'avoir penſé juſqu'à préſent ; du nombre de ces incruſtations ſont , par exemple , les pores , les madrepores , les coraux , les polypiers de conſiſtance de pierre, &c. Je démontrerai que toutes ces productions maritimes ſont formées , comme les os , d'une eſpèce ſingulière de matière animale, ſpongieuſe , &c. incruſtée de toutes parts d'une matière cretacée , qui leur donne la dureté qu'on leur reconnoît.

Mais cette conformation admirable des os eſt elle la même dans tous ? N'y en a-t-il pas quelques-uns parmi eux , où il ſe rencontre quelque différence eſſentielle ?

Pour m'en inſtruire d'une manière bien poſitive , j'ai fait paſſer tous les os du corps humain par des épreuves ſemblables à celles qui viennent d'être rapportées, & je n'ai rencontré que l'émail des dents qui ait fourni un exception à cette conformation que j'avois d'abord crue générale pour tout ce qui s'appelle os.

J'ai donc pris trente grains de cet émail bien pur & bien net, je les ai mis dans un bocal de verre, j'y ai versé pardessus une petite quantité de ma liqueur acide. Cet émail a subi le même sort que l'os calciné dont je viens de faire mention, c'est-à-dire, qu'il s'est trouvé totalement dissous en moins de quelques minutes, sans qu'il en soit resté le moindre vestige. J'ai jeté dans cette dissolution (*a*) quelques gouttes d'huile de tartre par défaillance, & j'ai eu sur le champ un précipité très-blanc ; j'ai filtré la liqueur à travers un papier gris ; j'ai ramassé le précipité qui y étoit demeuré, je l'ai laissé bien sécher, & il m'a fourni vingt-huit grains d'une poudre impalpable très-blanche (*b*).

Cette expérience prouve, comme on voit, d'une manière assez décisive, que l'organisation de l'émail des dents n'est

---

(*a*) Lorsqu'on veut faire cette expérience, il faut ajouter beaucoup d'eau commune très-claire & très-limpide, dans la dissolution de cet émail.

(*b*) Cette poudre est très-bonne pour nettoyer les diamans, l'or, &c. *V. Mém. de l'Acad.* 1754.

pas la même que celle des autres parties osseuses; qu'elle n'est pas l'effet d'une espèce de congélation singulière, formée par une liqueur, qui d'abord est très-claire & très-limpide, laquelle s'épanche dans un certain temps dessus la couronne de la dent, s'y épaissit peu à peu, devient laiteuse, puis acquiert une consistance très-dure & très-solide, capable de former, comme je l'ai fait voir dans mon Mémoire sur la formation de l'émail des dents & des gencives, ce beau & si solide vernis qui assure la durée de la dent qu'il recouvre.

Enfin, je ne finirai pas sans avertir qu'un nombre d'expériences à-peu-près semblables à celles qui ont été rapportées ci-dessus, m'ont démontré, à n'en pouvoir douter, que les cartilages en général & les os de poisson ne diffèrent des os, proprement dits, que par leur consistance souple; enforte que, comme les os ne font durs & solides que parceque leur substance cartilagineuse est incrustée d'une plus ou moins grande quantité de matière terreuse ou cretacée; les cartilages & les os de poisson ne font souples & flexibles au contraire, que parcequ'ils ne se trouvent incrustés que d'une très-petite quantité de cette même matière cretacée, assez cependant pour donner à

ces parties un certain degré de foupleffe
& de flexibilité , capable de répondre
aux intentions de l'Auteur de la Nature.
Il n'en eft pas de même des membranes
en général , qui ne contiennent en elles-
mêmes , dans leur état naturel , aucune
portion de cette matière cretacée ; d'où
il fuit qu'un feuillet très-mince , tiré d'un
cartilage , diffère d'une membrane , en
ce que ce feuillet contient naturellement
une petite portion de matière cretacée ;
tandis que la membrane au contraire n'en
contient aucunement , fi ce n'eft dans le
cas où elle tend à s'offifier.

*Il eft bon de rapporter ici que les expé-
riences dont il eft mention dans ce Mémoire ,
ont été vues & examinées très-attentivement
dans plufieurs Affemblées de l'Académie.*

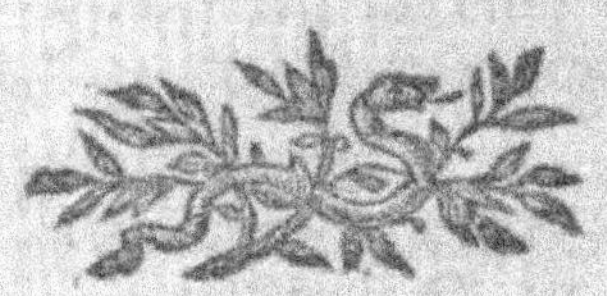

Eclaircissemens

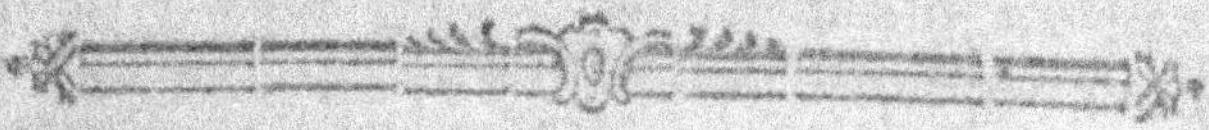

ECLAIRCISSEMENS

SUR

LES MALADIES DES OS,

Par M. Hérissant.

On lit dans mon Mémoire sur l'offification, que les parties dures & solides qui fervent d'appui & de foutien à toute la maffe du corps des animaux, font celles dont la fubftance eft la plus fujette à être différemment altérée ; qu'il y a des maladies où ces pièces fe gonflent confidérablement ; qu'il y en a d'autres au contraire où elles femblent s'ufer peu à peu, & où elles deviennent très-minces ; qu'il y a des circonftances où on en voit qui fe détruifent en partie pour fe rétablir enfuite, & pour former de nouvelles portions offeufes ; qu'il y a d'autres cas où les os les plus folides perdent tout-à-fait leur confiftance & deviennent mous, fpongieux ou cartilagineux ; qu'en un mot il s'en trouve qui reffemblent prefqu'à des morceaux de chair.

On eft prefque toujours porté à s'étonner de la facilité avec laquelle l'habitude

Partie IV.   P

de voir journellement de certains effets,
nous dépouille de la curiosité qui naturellement nous devroit engager à en chercher la cause. On peut mettre en ce nombre l'ossification des parties molles ; cette
fonction si commune a si peu été connue
des Physiciens avant mes découvertes
sur cette matière, qu'il auroit été bien
étonnant qu'ils eussent pu saisir la véritable cause de tous les phénomènes singuliers que nous venons d'exposer.

Les Anciens, n'ayant remarqué aux os
aucune différence qui fût considérable,
avoient cru qu'ils étoient des corps simples formés d'un assemblage confus & ir-
régulier de parties homogènes qui ne gar-
doient entre elles aucun arrangement particulier, comme les pierres, les mé-
taux, &c.

Les Modernes, en examinant avec plus
d'attention la substance de ces organes,
ont trouvé que c'étoit un tissu de fibres
solides, différemment disposées suivant
la conformation de chacun d'eux ; que
ces fibres sont arrangées de telle manière
qu'elles composent tantôt des lames,
tantôt des filets de différente grandeur ;
que c'est dans cet arrangement que consiste la structure générale de la substance
des os, laquelle substance est en partie
compacte ou solide, en partie cellulaire

ou spongieuse, & en partie réticulaire.

Enfin, M. Duhamel ayant examiné les choses avec beaucoup plus d'attention qu'on ne l'avoit fait jusqu'alors, a trouvé que (*a*) » l'organisation des os est diffé-
» rente de celle du périoste, & qu'il y
» a beaucoup de ressemblance dans la
» façon de croître des os & du corps li-
» gneux, c'est-à-dire que, de même que
» le bois augmente de grosseur par l'addi-
» tion de couches minces qui se forment
» entre le bois & l'écorce, de même les os
» augmentent en grosseur par l'addition de
» couches minces qui se forment entre le
» périoste & l'os. «

Quoique ces sentimens sur l'organisa-tion des parties osseuses me parussent d'abord assez satisfaisans, je trouvois néanmoins des difficultés sans nombre qui m'arrêtoient, lorsque je cherchois à ex-pliquer clairement les différentes méta-morphoses auxquelles ces organes sont exposés pendant tout le temps de la vie.

Il ne m'étoit pas aisé de concevoir, par exemple, comment leur ramollisse-ment pouvoit s'opérer jusqu'au point de leur permettre de prendre la forme & la

______

(*a*) Recueil périodique d'observations de Médecine, &c. par M. Vandermonde, Mé-decin de Paris, *mois de septembre 1757, p. 165, &c.*

figure qu'on veut leur donner en les pliant & les repliant en différens sens, comme on a eu occasion de l'observer plusieurs fois, notamment en 1752 (*a*) sur la femme Supiot, qui fut attaquée de la maladie cruelle qu'Abraham Bauda a intitulée, *microcosmus mirabilis, seu homo in miserrimum compendium redactus*, dans laquelle maladie les os se convertissent en cartilages très-souples & très-flexibles.

M'étant donc apperçu qu'on pouvoit encore desirer quelque chose de plus exact que ce qu'on nous avoit appris sur ce sujet, je me déterminai à faire de nouvelles recherches, qui m'ont fait connoître qu'il y a en tout temps dans les os une substance très-approchante de celle du cartilage, mais qui ne s'ossifie jamais, à proprement parler. Cette vérité a été suffisamment démontrée dans mon Mémoire sur l'ossification : il y a encore été bien prouvé que la transformation singulière de cartilages en des parties osseuses, est principalement l'effet d'une espèce d'incrustation animale d'une nature très-particulière, formée par l'addition d'une ma-

---

(*a*) Histoire de la maladie singulière & de l'examen du cadavre d'une femme, &c. par M. Morand, fils, Médecin de Paris, *année 1752. Mém. de l'Acad. année 1753.*

tière purement cretacée qui encroûte de toutes parts le réseau fpongieux, dont la fubftance cartilagineufe n'eft qu'un tiffu : en un mot, il a été clairement démontré dans ce même Mémoire, que pour faire reparoître fous leur première forme les cartilages qui fe font offifiés, il ne faut que les dépouiller entièrement de la fub- ftance cretacée qui leur donne la dureté & la folidité qu'on leur reconnoît.

Inftruit par ces nouvelles découvertes, je commençai à me perfuader que le ra- molliffement qui furvient aux os dans cer- taines maladies, confifte principalement en une déperdition plus ou moins confi- dérable de leur matière cretacée.

Mais ce que j'avois peine à imaginer, c'eft comment il arrive que la fubftance la plus dure & la plus compacte des os fains, puiffe, dans certaines maladies, fe convertir en une fubftance qui eft au con- traire toute fpongieufe ou cellulaire, & dont chaque cellule offeufe fe trouve alors tapiffée d'une cellule membraneufe qui ne fembloit nullement exifter dans l'interieur de cette fubftance compacte, avant qu'elle fe fût métamorphofée en celluleufe ou fpongieufe.

J'étois fort curieux d'éclaircir ce point d'Anatomie que je regardois comme très-

important ; pour y parvenir , voici l'expérience que j'imaginai.

Je pris un os fémur frais d'un jeune
enfant, je sciai cet os en travers pour le
partager en deux morceaux égaux ; celui
où étoient les condyles , servit à mon
expérience. J'enlevai de ce morceau toutes les parties musculeuses & graisseuses ,
j'y laissai seulement quelques portions de
tendons , de ligamens & le périoste. Je
mis ensuite cette portion d'os dans un
bocal de verre , où je versai de ma liqueur
acide indiquée dans mon Mémoire sur
l'ossification. Cet os ayant trempé suffisamment de temps pour en enlever toute
la matière cretacée , fut retiré de cette
liqueur très-mou & très-flexible : je le
coupai net avec un rasoir dans toute sa
longueur , pour le partager en deux portions égales ; ensuite , au moyen d'eau
commune convenablement chaude , que
je versai d'une certaine hauteur & à différentes reprises sur le côté d'un de ces
morceaux où j'avois fait l'incision , j'enlevai tout le suc médullaire & huileux
qui étoit contenu dans les cellules membraneuses & qui y étoit comme figé. Cela
étant fait , je soulevai doucement avec
une pince une portion du périoste, en l'agi-
tant en différens sens , & je vis très-dif-

tinctement que toutes les cellules ou sacs membraneux qui tapissoient les cellules osseuses du tissu spongieux * de cette partie, étoient autant de petits prolongemens qui émanoient immédiatement du périoste : il y a plus, c'est que, m'étant armé les yeux d'une forte loupe, je vis que ces prolongemens se plongeoient dans la substance cartilagineuse, qui formoit en partie la substance dure & compacte de cette portion osseuse avant que j'en eusse enlevé la matière cretacée. Eclairé par cette expérience, que je répétai plusieurs fois avec succès, je me suis trouvé à portée de me faire une idée bien différente de celles qu'on s'étoit formées avant moi touchant l'organisation des os.

En effet, ayant donné à cette matière une attention particulière & suivie, j'ai découvert qu'il y a quatre substances principales & élémentaires, qui concourent toutes ensemble à la formation des os; la première est de nature cartilagineuse; la seconde est purement terreuse ou cretacée; la troisième est un suc visqueux ou mucilagineux, qui colle intimement la substance cretacée à la substance cartilagi-

---

* C'est ce tissu que les Anatomistes appellent : *substance cellulaire des os.*

neuſe ; la quatrième enfin , eſt un tiſſu
celluleux & membraneux qui eſt une
production du périoſte : ce tiſſu s'inſinue
entre toutes les fibrilles , les fibres & les
petites lames ou plaques qui compoſent
le tiſſu de la ſubſtance cartilagineuſe , s'accompagnent par-tout pour former enſem-
ble un double réſeau , dont les mailles
ſont fort écartées les unes des autres dans
le tiſſu ſpongieux des os ; elles ſont au
contraire ſi étroitement rapprochées dans
la ſubſtance compacte de ces organes ,
qu'on n'en peut appercevoir aucune trace;
ce n'eſt que dans un certain état de maladie , où l'on voit très-diſtinctement que
ces mailles s'entrouvrent & s'agrandiſſent
peu à peu pour former un réſeau plus ou
moins ſemblable à celui des extrémités des
os longs & ſains , &c. La quatrième ſubſtance des os , c'eſt-à-dire , la membraneuſe ne s'oſſifie jamais , elle reſte toujours membraneuſe ; elle eſt quelquefois
capable de s'étendre conſidérablement ,
comme on l'obſerve dans le temps de la
formation des *ſinus* frontaux , maxillaires ,
&c. qu'elle tapiſſe en entier ; elle fournit
autant de petits prolongemens , ou plutôt
de petits périoſtes qu'il ſe rencontre de
fibres cartilagineuſes déja incruſtées ou
converties en fibres oſſeuſes; chacun d'eux
eſt à l'égard de chacune de ces fibres ,

devenues offeufes , ce que le périofte eft
à l'égard des os en général ; ils foutiennent
de même que lui , un réfeau très-fin ,
compofé de filets nerveux , & d'une infinité de vaiffeaux capillaires deftinés à
porter la nourriture aux fibres offeufes
qu'ils enveloppent de toutes parts : ces
petits périoftes changent de nom pour
prendre celui de *périchondre* , lorfque les
fibres cartilagineufes ne font pas encore
converties en fibres offeufes , ou bien lorfque les fibres offeufes viennent à fe ramollir pour fe convertir en fibres cartilagineufes.

Les conféquences qu'on peut tirer de
cette organifation des os dans lefquels il
entre plus de matière molle & flexible
que de fubftance dure & folide , fe préfentent fi naturellement , que je ne crois
pas devoir m'arrêter à les détailler ici , ni
à les développer ; on n'a pas lieu de douter de la faine théorie qui doit en réfulter
pour l'intelligence des maladies de ces
organes.

Les expériences & les obfervations qui
m'ont fourni les éclairciffemens néceffaires dans mes recherches , étoient délicates:
je ne pouvois m'affurer de ce que je de-
firois de favoir , que par un grand nombre de faits bien conftatés fur des os attaqués de toutes fortes de maladies ; je les

P v

ai vérifiés sur une quantité prodigieuse
d'offemens malades, tant d'hommes que
d'animaux de tout âge.

Je n'ai pas cru devoir me contenter
d'expériences faites seulement sur le vivant ; je ne me suis pas borné non plus
à poursuivre mes recherches sur des os
frais, encore garnis de leurs parties molles ;
je me suis apperçu qu'il étoit absolument
essentiel d'emporter ces parties de la macération, afin de n'avoir précisément sous
les yeux que la substance osseuse bien
nette, dont j'étois curieux de connoître
les altérations qu'avoit pu lui occasionner
l'espèce de maladie dont elle se trouvoit
affectée.

C'est principalement en observant ce
dernier procédé, que je suis enfin parvenu
à découvrir que toutes les maladies qui attaquent les pièces de la charpente osseuse
(si l'on excepte les luxations & les fractures) commencent par un amollissement
plus ou moins sensible, qui se manifeste
dans une ou dans plusieurs portions de
ces organes ; d'où il résulte nécessairement une décomposition plus ou moins
complette de l'os malade. *

---

* Ce sentiment que j'ai annoncé dans mon
Mémoire sur l'ossification, & que j'ai donné
comme général pour toutes les maladies des os,

Le spectacle que présente cette décomposition des substances des os peut s'exécuter de deux manières, savoir, insensiblement & sensiblement : la décomposition insensible précède toujours la décomposition sensible ; elle consiste en la déperdition plus ou moins considérable de la matière solide des os, c'est-à-dire, de leur matière crétacée, que les sucs viciés & dépravés rongent, dissolvent & détruisent peu à peu, sans pour cela altérer considérablement le parenchyme cartilagineux ; d'où il résulte une espèce particulière d'os mou & flexible, comme cela arrive dans la maladie qu'Abraham Bauda nomme *microcosmus mirabilis*, &c.

La décomposition sensible a lieu, lorsque les os ou quelques-unes de leurs parties perdent leur forme naturelle, leur volume ou leur consistance ; c'est-à-dire, lorsque ces parties deviennent comme rongées, ou qu'elles se partagent & se divisent en lames ou en feuillets, pour ensuite se tuméfier ; ou bien lorsqu'au contraire ces mêmes parties dégénérent, s'amaigrissent ou deviennent à rien ou

---

excepté les luxations, a été adopté & suivi depuis par M. Tenon, Chirurgien, dans le cas particulier qui regarde l'exfoliation des os.

presqu'à rien, d'où il suit qu'on peut distinguer deux sortes de décompositions sensibles des parties osseuses, dont l'une
s'opère par augmentation de volume, &
l'autre par diminution : dans la première,
le parenchyme cartilagineux ne disparoît
pas, il n'est que partagé en lames ou en
masse spongieuse, qui acquièrent peu à
peu la dureté & la solidité qu'elles avoient
perdues, selon que la matière crétacée y
abonde de nouveau pour former une seconde ossification plus ou moins parfaite :
il n'en est pas de même de la décomposition sensible par diminution, où le parenchyme cartilagineux & les autres substances molles deviennent presqu'à rien, ou
bien s'anéantissent entièrement dans le
même temps, & à mesure que la matière
crétacée se détruit.

Nous n'entreprendrons point de donner
ici un détail des différences qui se rencontrent dans les décompositions propres &
particulières à chaque espèce de maladies
qui attaquent les os.

La curiosité que j'ai eue de m'instruire
touchant le mécanisme par lequel les os
se décomposent & se recomposent, m'a
naturellement engagé à poursuivre mes
recherches encore plus avant : ce n'étoit
pas assez que de savoir que lorsqu'un os
est vicié, il faut nécessairement que la

portion qui est affectée se décompose, pour pouvoir acquérir de nouveau l'état de santé qu'elle a perdu : nous ne nous en sommes pas tenus à cette théorie générale ; nos découvertes nous ont encore appris que la substance crétacée est celle de toutes les autres substances élémentaires des os, qui joue le plus grand rôle dans ce travail immense de la Nature.

Cette circonstance que je n'ai point dû laisser ignorer, n'est pas ce qui doit être le moins curieux, & ce qu'il est le moins intéressant de savoir ; mais ce qu'il est encore bien plus important de ne pas ignorer, c'est, que devient cette substance crétacée, lorsqu'elle est une fois détachée du cartilage qui en étoit incrusté ? Voilà sur quoi on doit demander à être bien instruit. Reste - t - elle, pour reprendre la place qu'elle a abandonnée ? Est-elle remplacée par une autre de même nature qui lui succède & qui lui est substituée ? enfin, quel sort subit-elle ?

Une des premières expériences qui sembloient demander à être tentées comme des plus curieuses & des plus propres à nous donner des éclaircissemens sur cette question, eût été de faire avant toutes choses l'examen des urines de personnes en qui les os se seroient trouvés dans un

grand travail de décomposition occasionnée
par quelque levain morbifique ; de véritable craie trouvée dans ce liquide, eût
été un phénomène aussi singulier qu'intéressant.

Il paroît être déja prouvé par l'observation de M. Morand sur l'urine de la
femme *Supiot*, qui étoit chargée d'une
quantité prodigieuse de matière crétacée
dans le temps où ses os se trouvoient dans
le fort du travail de décomposition ; il
paroît, dis-je, déja prouvé que cette
matière peut quelquefois être chariée par
les urines pour être chassée hors du corps.

Mais ce fait important est-il propre &
particulier à ce genre de maladie ? N'est-il
pas au contraire plus commun qu'on ne
pourroit se l'imaginer ? N'a-t-il pas encore
lieu dans plusieurs autres affections, telles
que la scorbutique, la rachitique, la
vérolique, la scrophuleuse, la chan-
creuse, &c ?

Une jeune fille âgée de seize ans, fut
celle dont l'urine servit avec le plus de
succès pour résoudre une de ces questions.
La vérole avoit tellement infecté la masse
de ses humeurs, qu'elle portoit une exostose de la grosseur du poing sur l'os *fémur*
droit ; le *tibia* gauche étoit presqu'entièrement carié ; enfin, un ulcère aux os de

la voûte du palais achevoit de mettre le comble aux tourmens qu'enduroit cette pauvre malade.

Je pris toute l'urine que cette fille avoit rendue pendant l'espace de huit jours ; je la versai dans un vase qui pesoit quatre livres deux onces dix grains ; cette urine qui étoit fort chargée, déposa un sédiment rougeâtre, à la surface duquel il y avoit une couche de matière blanche & comme glaireuse ; je décantai doucement l'urine, pour n'avoir précisément que le dépôt que je laissai bien sécher dans le même vase ; cela étant fait, je pesai le vase avec le sédiment, & le poids étoit de quatre livres quatre onces quatorze grains : je versai alors par dessus ce sédiment, suffisante quantité de ma liqueur acide que je décantai au bout de deux jours ; je laissai sécher de nouveau le sédiment qui étoit resté dans le pot ; je pesai le tout ensemble, comme je l'avois déja fait, c'est-à-dire le pot & le sédiment, & je trouvai que le poids étoit diminué de deux gros quatre grains.

J'avois tout lieu de soupçonner que ce qui manquoit à mon poids ne pouvoit se trouver ailleurs que dans la liqueur acide dont je m'étois servi ; pour m'en assurer positivement, j'y versai un peu d'huile de tartre par défaillance : aussitôt il s'y

forma une aſſez grande quantité de petits
flocons blancs ſuſpendus dans la liqueur ;
mais ayant agité le tout avec un petit bâ-
ton, cette liqueur devint laiteuſe, & il
ſe précipita une matière très-blanche ; je
décantai la liqueur, & je conſervai ſeulement le précipité que je laiſſai bien ſé-
cher ſur un papier gris, après quoi j'en
poſai ſur ma langue, & j'y reconnus toutes les qualités d'une vraie terre abſor-
bante ou d'une véritable craie ; je peſai
tout ce que j'en ai retiré, & j'en ai eu
deux gros moins ſix grains, qui étoient
preſque le poids que le ſédiment du pot
avoit perdu ; je dis preſque, car il ne
s'en eſt fallu que de ſix grains que je
n'euſſe tout retiré.

Il ſuit de cette expérience, que l'urine
de notre jeune malade contenoit deux ſortes de matières, dont l'une étoit de la
véritable craie diſſoluble dans ma liqueur
acide, & une autre qui étoit ſablonneuſe
& indiſſoluble dans cette même liqueur.
Cette dernière matière étoit parfaitement
ſemblable à celle que les urines dépoſent
ordinairement, & il m'a paru qu'elle
avoit aſſez de rapport à celle que M. Morand, père, a trouvée à l'origine des baſ-
ſinets des reins de la femme *Supiot*, &
que cet habile Académicien regarde
comme étant une ſubſtance bien différente

de celle que cette femme rendoit en abon-
dance par les urines, lorſque, diſoit-elle,
ſes membres travailloient.

Content de voir ainſi quadrer ce fait
important avec l'obſervation de M. Morand, je me déterminai à répéter cette
même expérience ſur l'urine de perſonnes
attaquées de ſcorbut avec exoſtoſes, & ſur
celle d'enfans dont les os ſe trouvoient
être dans un grand travail de ramolliſſe-
ment pour les rendre rachitiques. Les ré-
ſultats ont été, que tantôt j'ai retiré plus
ou moins de matière crétacée de leurs
urines, & que tantôt il ne s'en eſt nullement rencontré, parce que vraiſembla-
blement je n'avois pas ſaiſi alors avec
aſſez de préciſion l'inſtant où les os
étoient dans le fort du travail de leur
décompoſition.

Ce n'étoit pas aſſez que de ſavoir que
les os perdent réellement plus ou moins
de leur matière crétacée, lorſqu'ils ſont
affectés de quelques mauvais levains, tels
que ceux dont il vient d'être fait mention;
des raiſons particulières m'ont encore engagé à m'inſtruire ſi les goutteux pou-
voient ſe flatter en ſûreté d'être exempts
d'une telle décompoſition, ſur-tout lorſque la goutte eſt parvenue juſqu'à un
certain degré.

Des expériences semblables à celles qui viennent d'être rapportées , furent répétées fur l'urine de plufieurs goutteux , principalement fur celles de perfonnes attaquées de goutte avec nodofités aux phalanges , aux orteils , &c. ; les réfultats ont été à-peu-près les mêmes que les pré- cédens , c'eft-à-dire , que tantôt les uri- nes contenoient plus ou moins de matière crétacée , & que tantôt il ne s'en trou- voit pas.

Toutes ces recherches , & un grand nombre d'obfervations dont elles ont été fuivies , nous ont fait connoître que la goutte , cette maladie fi redoutée , & qui eft en effet fi redoutable , confifte principalement en une diffolution plus ou moins confidérable de la matière crétacée des os , fur-tout de leurs extrémités , à caufe de leur délicateffe ; que cette ma- tière fe dépofe quelquefois dans les arti- cles les plus voifins de la partie qui fe dé- compofe ; qu'elle y produit par fucceffion d'attaques , des nodofités , & même des concrétions crétacées inorganifées & tota- lement diffolubles dans ma liqueur acide ; qu'enfin cette matière ne trouvant plus d'iffue dans les articulations qui en font comme farcies , fe porte fur les vifcères ,

& cause ce qu'on appelle vulgairement la goutte remontée. *

---

* Feu Monseigneur le Duc d'Orléans, est décédé d'une goutte remontée dans la poitrine : on s'apperçut des premiers effets de cette métastase environ un an avant sa mort ; ces effets commencèrent à se manifester par une petite toux *quinteuse* qui augmenta peu à peu, & en proportion de la diminution de volume qu'éprouvoient de temps en temps les *nodus* qui s'étoient formés aux articulations des doigts des mains : cette toux, qui d'abord étoit peu de chose, devint insensiblement très-considérable, sur-tout, & toutes les fois que les *nodus* disparoissoient ; il survint alors une grande difficulté de respirer, accompagnée d'une expectoration purulente, & ce Prince mourut enfin comme étant suffoqué.

Son corps fut ouvert en présence de MM. de Sénac, Guettard, Marsolan & Imbert ; aucun des viscères ne montra le moindre signe de cause de mort, si ce n'est le poumon qui étoit presqu'entièrement rempli de tubercules durs, formés par une matière plâtreuse, qui avoit beaucoup de rapport à la matière crétacée qui donne naissance aux *nodus* des goutteux. Plusieurs de ces tubercules avoient occasionné certains déchiremens des vaisseaux du poumon, ce qui a été cause de la suppuration qui est survenue en quelques endroits de ce viscère.

Certains points du poumon, qui s'étoient ulcérés, paroissoient s'être cicatrisés, & plusieurs autres étoient affectés d'une suppuration plus ou moins considérable : en un mot, presque tout le poumon étoit tuberculeux, sur-tout un de ses

D'après ces connoissances, il ne paroîtra sans doute plus difficile de concevoir
pourquoi les goutteux sont si sujets à avoir
la pierre, sur-tout quand on saura que ces
sortes de pierres sont purement crétacées
pour la plupart, & qu'elles se dissolvent
alors très-facilement dans ma liqueur acide;
c'est ce que ne font pas les pierres ordinaires de vessies dont la nature est sablon-
neuse; d'où il suit qu'il y a tout lieu de
croire que les préjugés qu'on a généralement conçus de l'incurabilité de la goutte,
ne sont fondés que sur l'ignorance où on
a été jusqu'ici de la véritable cause qui
doit fixer les vues du Médecin, & déterminer l'indication curative de cette fâ-
cheuse maladie; c'est ce que j'ai occasion
d'éprouver depuis quelque temps avec
assez de succès, en me servant dans son
traitement d'une quantité très-considérable de remedes absorbans unis à des sels
volatils.

Enfin, on sera sans doute surpris d'ap-

---

lobes, qui avoit même contracté une forte adhérence avec la plèvre.

Cette observation, qui est très-curieuse & très-
importante pour la Médecine pratique, m'a été
communiquée par M. Guettard, Médecin de
Paris, Membre de cette Académie, & très-
connu par ses rares talens.

prendre que la diſſolution & la décompoſition des os n'eſt pas un phénomène qui
regarde ſeulement ces parties lorſqu'elles
ſont malades : les os ſains n'en ſont pas
pour cela totalement exempts , comme on
le peut voir ſur les mâchoires oſſeuſes de
certains vieillards , dont les alvéoles ſe
détruiſent inſenſiblement , & diſparoiſſent
au point qu'on n'en apperçoit dans la ſuite
aucune trace , &c.

C'eſt ſans doute pour cette raiſon que
des expériences du même genre que celles
qui ont été détaillées ci-deſſus , nous ont
fait connoître que dans de pareilles circonſtances , c'eſt-à-dire , dans la vieilleſſe ,
où les os travaillent à s'anéantir par l'apau-
vriſſement des humeurs , on rend par les
urines une quantité plus ou moins grande
de ſubſtance crétacée qui ſe détache peu
à peu de la charpente oſſeuſe , ſuivant que
le ſuc huileux a acquis une qualité plus ou
moins âcre ou acide ; je dis le ſuc huileux ,
car l'expérience m'a fait voir que ce ſuc
eſt l'humeur principale qui agit immédiatement ſur les os pour les diſſoudre.

En effet , ayant laiſſé tremper de petites lames oſſeuſes dans le ſang , dans l'u-
rine , &c. de perſonnes infectées de vérole ou de ſcorbut très-invétérés , ces
lames n'ont éprouvé aucune altération
dans ces liqueurs , quoiqu'elles y aient

resté long-temps. Il n'en a pas été de
même des lames que j'ai laissé macérer
pendant plusieurs jours dans le suc huileux
que j'avois retiré par expression d'ossemens frais attaqués de carié ou d'ulcères
malins, & dans celui que j'avois exprimé
des os d'un vieillard très-desséché & très-
avancé en âge : toutes ces lames se sont
trouvées ramollies dans ces différens sucs
huileux ; c'est ce qui n'est point arrivé
lorsque je me suis servi de sucs huileux de
parties osseuses parfaitement saines de sujets de moyen âge.

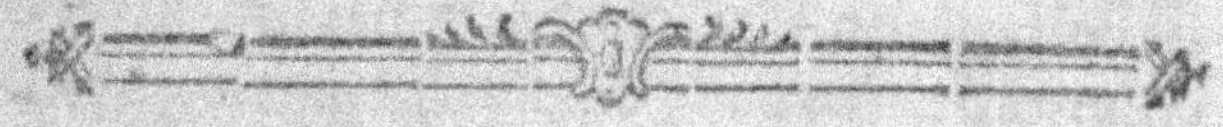

NOUVELLES RECHERCHES

Sur la Formation de l'Email des
Dents, & fur celle des Gencives.

Par M. HERISSANT.

(Mém. extrait de ceux de l'Académie des
Sciences, année 1754).

Si l'on confulte les Auteurs * qui ont
le mieux écrit fur les dents & fur les

---

* Volcherus Coiter, Anatomifte Allemand,
cap. quartum, de dentibus. Norimbergæ, 1573.
Urbain Hemard, Chirurgien, *Recherche de la
vraie Anatomie des dents. Lyon, 1582.* B. Martin,
Apothicaire, *Differtation fur les dents. Paris, 1679.*
Diemerbroeck, *Anatome corporis humani confcrip.
Lugd. 1683.* Joh. Conradus Peyerus, *Mericologia,
1685, Bafleæ.* Malpighius, *opera omnia. Lugd.
Batav. 1687.* & *opera pofthuma. Amftel. 1700.*
Euftachi, *lib. de dentibus.* Pleri, *lib. de capite.*
Nævifanus, *in fylvá nupt. lib. V.* Alex. Benedictus,
de dicurans morbis, cap. I. Joubert, *Apolog. pa-
radox. 7.* Sennert, *lib. de dentibus, cap. 29.* Co-
lumbus Rolfincius, *lib. II, Exerc. anatom. cap.*

gencives, on n'y trouvera pas , à beaucoup près, tous les éclaircissemens qu'on
desireroit sur la formation & l'accroissement de ces parties.

Il seroit trop long, & d'ailleurs inutile,
de rappeler ce que chacun d'eux en a dit;
il suffira de rapporter que ce qu'on lit dans
la plupart de leurs ouvrages , se réduit à
nous apprendre qu'après avoir coupé les
gencives des mâchoires d'un fœtus , on
remarque dans le premier temps de la

XXVIII. Riolan , Fallope , Gliordi , Lewenhoek,
Dulaurens , Duvernay , Médecin, *Mém. de l'Acad.
année 1689. Lettres à M***. Paris , 1689.* Méry,
Chirurg. *Mém. de l'Acad. an. 1698.* De la Hire, Méd.
Mém. de l'Acad. an. 1699. Jo. Jacob Rau, *disputatio
anatomico-medica inauguralis de ortu & regenera-
tione dentium , Lugd. Batavorum , 1694.* Clopton
Havers, *Osteologia nova , seu novæ quædam ob-
servationes de ossibus , Amstel, 1735.* Robertus Nes-
bitt , *humana Osteogenia , Lond. 1737.* Geraudly,
l'art de conserver les dents. Paris , 1737. Jo. An-
dreas Ungebaver , *Dissertatio Osteologica de den-
titione secundâ juniorum, Lipsiæ , 1738.* Bunon ,
*Essai sur les maladies des dents. Paris , 1743. Expé-
riences & démonstrations. Paris 1746.* Fauchard,
*le Chirurgien-Dentiste , ou traité des dents. Paris ,
1746.* Lassone, Médecin, *Mémoires de l'Académie ,
année 1752.* G. P. le Monnier , *dissertation sur
les maladies des dents. Paris , 1753.* Bertin , Médecin, *Traité d'Ostéologie.* B. S. Albini , *Acad.
annotationes. Leydæ , 1755.* Bourdet , Dentiste ,
Recherches & observations. Paris , 1757.

formation

formation un amas de matière molle &
visqueuse, figurée à-peu-près comme
une dent; que cette matière est renfermée
dans une membrane vasculaire très-fine,
très-poreuse, & parsemée d'un grand
nombre de vaisseaux, ce qui a donné lieu
de la nommer *chorion*; que cet amas de
matière molle & visqueuse, ainsi enve-
loppée de sa membrane, est ce qu'on appelle le *noyau*, la *coque*, ou le *germe* de
la dent; que les dents reçoivent leur accroissement & leur solidité par le moyen
d'un suc qui s'ossifie peu à peu & par couches; que leur émail est composé d'une
infinité de petits filets qui sont attachés sur
la partie interne de la dent par leurs raci-
nes, & que l'accroissement de ces filets
se fait comme celui des ongles; qu'enfin
les gencives dans les enfans, couvrent
entièrement les alvéoles, & qu'elles sont
divisées & percées par les dents qui tendent à sortir & à se montrer.

Il m'a semblé qu'on pouvoit espérer
que des observations très-répétées, avec
beaucoup d'attention, nous découvriroient
quelque chose de plus précis sur la mécanique qui fait paroître au jour ces os singuliers, destinés à une fonction aussi importante que l'est la mastication, sur la
manière dont ils sont formés, & sur-tout
sur celle dont l'est cet émail d'une nature

Partie IV.   Q

très-particulière , qui ne peut être attaqué avec succès que par la lime, le burin ,
ou par des liqueurs corrosives.

Persuadé qu'une attention obstinée peut
faire voir ce qui a échappé à des yeux
plus éclairés qui se sont rebutés trop tôt ,
j'ai donné toute la mienne à une matière
qui m'avoit extrêmement intéressé. Le
premier fruit que je lui ai dû , a été de
reconnoître que l'idée que l'on a eue jusqu'ici de la gencive qui est percée par les
dents , avoit besoin d'être rectifiée.

Les ouvertures des trous d'une gencive,
en dehors desquelles les dents paroissent,
sont regardées comme celles que les dents
se sont percées : on croit les dents serties
dans les mêmes chairs dont elles étoient
entourées immédiatement après qu'elles
ont commencé à paroître ; au lieu que les
chairs qui se trouvent percées & dechirées
par les dents qui sortent de leurs alvéoles,
celles au travers desquelles elles se sont
fait jour, disparoissent insensiblement dans
la suite , & sont aussitôt remplacées par
d'autres qui leur succèdent & qui subsistent
aussi long-temps que les dents qu'elles en-
tourent.

Pour me faire entendre plus clairement,
je prie qu'on veuille bien se prêter à considérer chaque mâchoire de l'enfant, qui
est encore privé de dents , comme étant

munie de deux fortes de gencives, dont l'une recouvre l'autre. J'appellerai la première, la *gencive paſſagère*, & la ſeconde, la *gencive permanente*. La gencive paſſagère eſt un tiſſu épais & coriacé, qui borde toute l'étendue de l'arcade alvéolaire des mâchoires du fœtus, pour fermer exactement les ouvertures des alvéoles; & la ſeconde eſt la vraie gencive ou la gencive permanente, qui eſt une production de la précédente & du périoſte.

Lorſqu'une dent a pris ſa figure & ſa conſiſtance dans l'alvéole où elle a été formée, & qu'elle eſt en état de paroître pour faire les fonctions auxquelles elle eſt deſtinée, elle eſt pouſſée, par une mécanique que nous n'examinons point encore, contre la gencive paſſagère; par ſes efforts, elle parvient à la percer; mais dès que cette gencive a été percée par les dents, elle ſe deſſéche, ſe détruit inſenſiblement, & tombe par petits lambeaux. On commence à voir de ces lambeaux auſſitôt qu'elle a été percée : le trou fait par chaque dent, ſemble l'avoir été par déchirement. Qu'on ſuive enſuite ce qui ſe paſſera journellement, on verra de petits fragemens ſe détacher de cette gencive paſſagère : peu à peu la véritable gencive, la permanente, dont les chairs ſont plus vermeilles & moins coriacées que celles de l'autre, sera mise à découvert & se montrera en entier.

Mais les vraies gencives, les gencives permanentes, ne sont point déchirées ni percées par les dents qui sortent, comme on paroît l'avoir cru jusques ici. Pour s'en convaincre, & pour prendre une idée juste de la manière dont les dents naissantes sont chassées hors de leurs alvéoles, il faut se rappeler que tant que les dents y sont logées, elles sont renfermées chacune séparément dans de petits sacs ou follicules membraneux assez minces, dont l'orifice regarde l'ouverture des alvéoles: ces sacs sont autant de prolongemens qui viennent de la gencive passagère, du côté qu'elle touche les alvéoles. Ces prolongemens, ou ces sacs, méritent d'être bien connus: chacun d'eux ressemble assez à une petite bourse fermée, & nous lui en donnerons le nom. Cette bourse est très-adhérente intérieurement à toute la surface de la couronne du germe qu'elle contient: cette adhérence est plus intime qu'ailleurs au collet, c'est-à-dire, à l'endroit où la couronne ou portion qui doit être recouverte d'émail, est distinguée de la racine, qui de son côté se trouve renfermée à part dans le fond de la bourse, où elle contracte peu d'adhérence.

Arrêtons-nous présentement à considérer

une dent qui a pris son accroissement &
sa consistance dans la bourse : alors l'en-
trée de la bourse se dilate & s'agrandit insensiblement ; son fond avance peu à peu
vers l'ouverture de l'alvéole, jusqu'à ce
qu'il ait conduit le collet de la dent à être
de niveau avec les bords de cette ouverture, sur lesquels la bourse se renverse
de dedans en dehors pour former la vraie
gencive ou la gencive permanente. C'est
ainsi, par cette sorte de renversement de
la bourse, que la couronne de la dent nais-
sante est amenée hors de l'alvéole, où
trouvant en son chemin la fausse gencive,
elle vient enfin à bout de la percer, & de
la déchirer par les efforts continuels qu'elle
fait contre cette partie.

La bourse croît comme la dent qui y est
renfermée : la membrane qui la forme,
est d'abord très-deliée & très-mince ; elle
s'épaissit ensuite de plus en plus, à mesure que l'ossification de la couronne de
la dent avance : quand l'extérieur de cette
couronne est entiérement ossifié, l'épaisseur de la membrane devient assez sensible, & c'est alors qu'on peut voir son
usage le plus important, & qui n'étoit
pas encore connu : c'est alors qu'on peut
s'assurer qu'elle est destinée à fournir à la
dent ce beau & si solide vernis qui en
assure la durée.

Si on détache doucement cette membrane de dessus la couronne, & qu'on en examine au même instant la surface intérieure avec une loupe de trois à quatre lignes de foyer, on est sur le champ frappé d'admiration à l'aspect d'une multitude infinie de très-petites vésicules, qui, par leur transparence, sont assez semblables à celles dont la plante appelée *glaciale* est couverte ; elles sont disposées avec beaucoup d'ordre par rangées qui posent les unes sur les autres par étage, & qui sont, pour la plupart, presque parallèles à la base de la dent. Ces vésicules contiennent en certain temps une liqueur très-claire & très-limpide ; & considérées dans un temps plus avancé, leur liqueur devient laiteuse & s'épaissit.

On ne sauroit méconnoître l'usage auquel cette liqueur est destinée ; on ne peut s'empêcher de juger que lorsqu'elle sera épanchée sur la dent par gouttelettes, qu'elle s'y sera épaissie, & qu'elle aura acquis toute la consistance qu'elle peut prendre ; alors la partie de la dent sur laquelle elle aura été étendue, sera ornée de cet émail qui nous plaît si fort.

On n'est pas non plus embarassé à concevoir par quelle mécanique la couronne de la dent peut être peu à peu entièrement enduite de cet émail liquide : ce que nous

nous avons dit ci-deſſus du renverſement de la bourſe, qui ſe fait dans le même temps & à meſure que la couronne de la dent eſt chaſſée hors de l'alvéole, nous l'apprend ; car alors toutes les adhérences de la ſurface intérieure de la membrane avec la couronne ſont rompues, c'eſt-à-dire, qu'alors les véſicules à émail ſont briſées ; elles doivent donc verſer leur liqueur ſur chaque portion de la couronne qui vient d'être miſe à découvert.

Plus les animaux ſur leſquels on cherchera à obſerver ces véſicules doivent avoir de groſſes dents, & plus les véſicules ſeront viſibles : les dents naiſſantes de veaux, de poulains, &c. les montrent très-diſtinctement.

Tel eſt le mécaniſme de la formation des gencives & de l'émail des dents.

F I N.

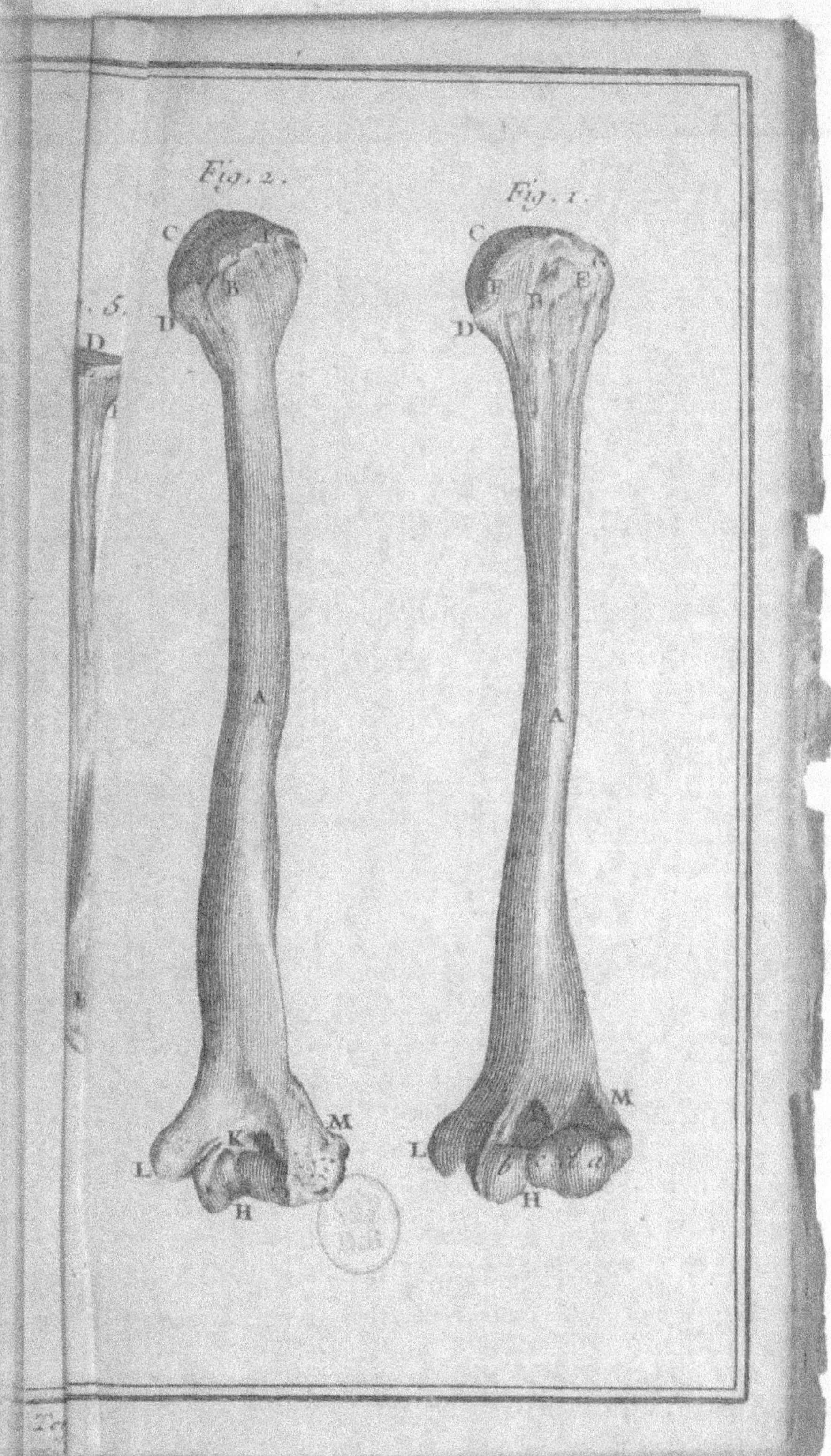

Fig. 2.
Fig. 1.
C
B
D
A
K
L
M
H
C
F
E
D
D
A
L
b
a
M
H

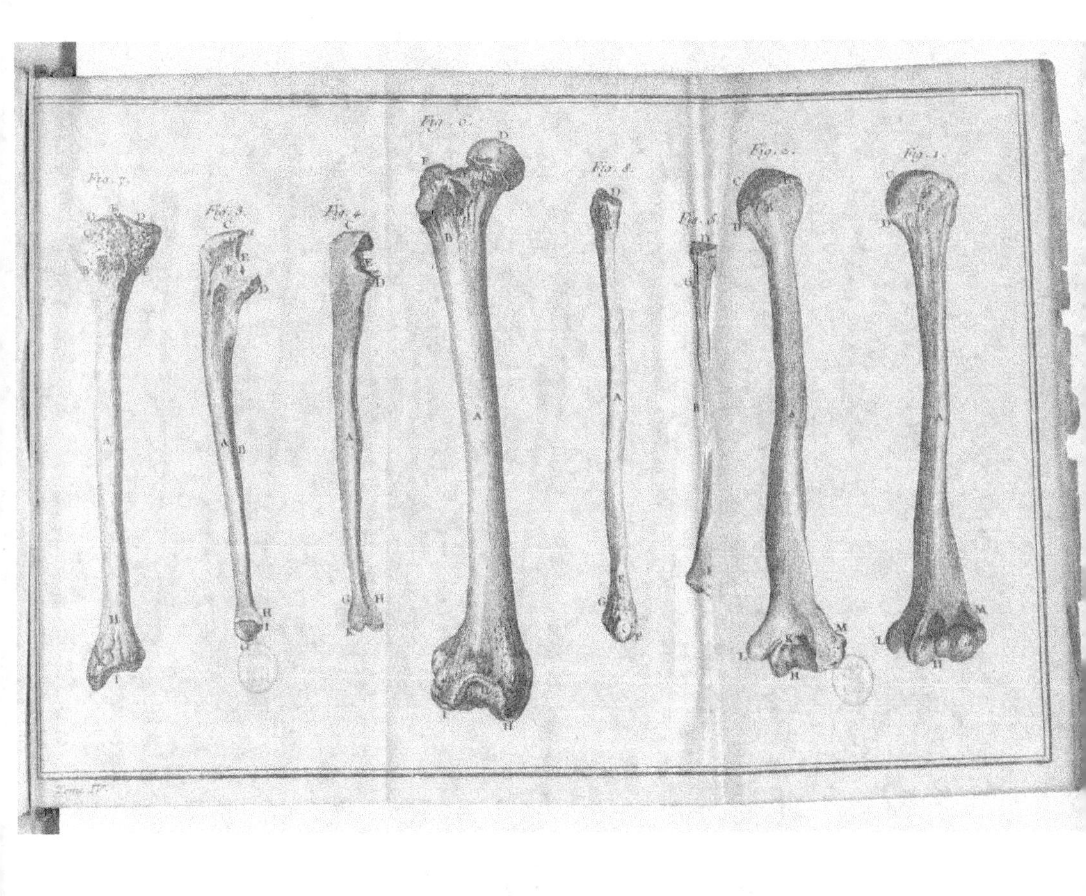

Fig. 7.
Fig. 3.
Fig. 4.
Fig. 6.
Fig. 8.
Fig. 5.
Fig. 2.
Fig. 1.
Tome II.

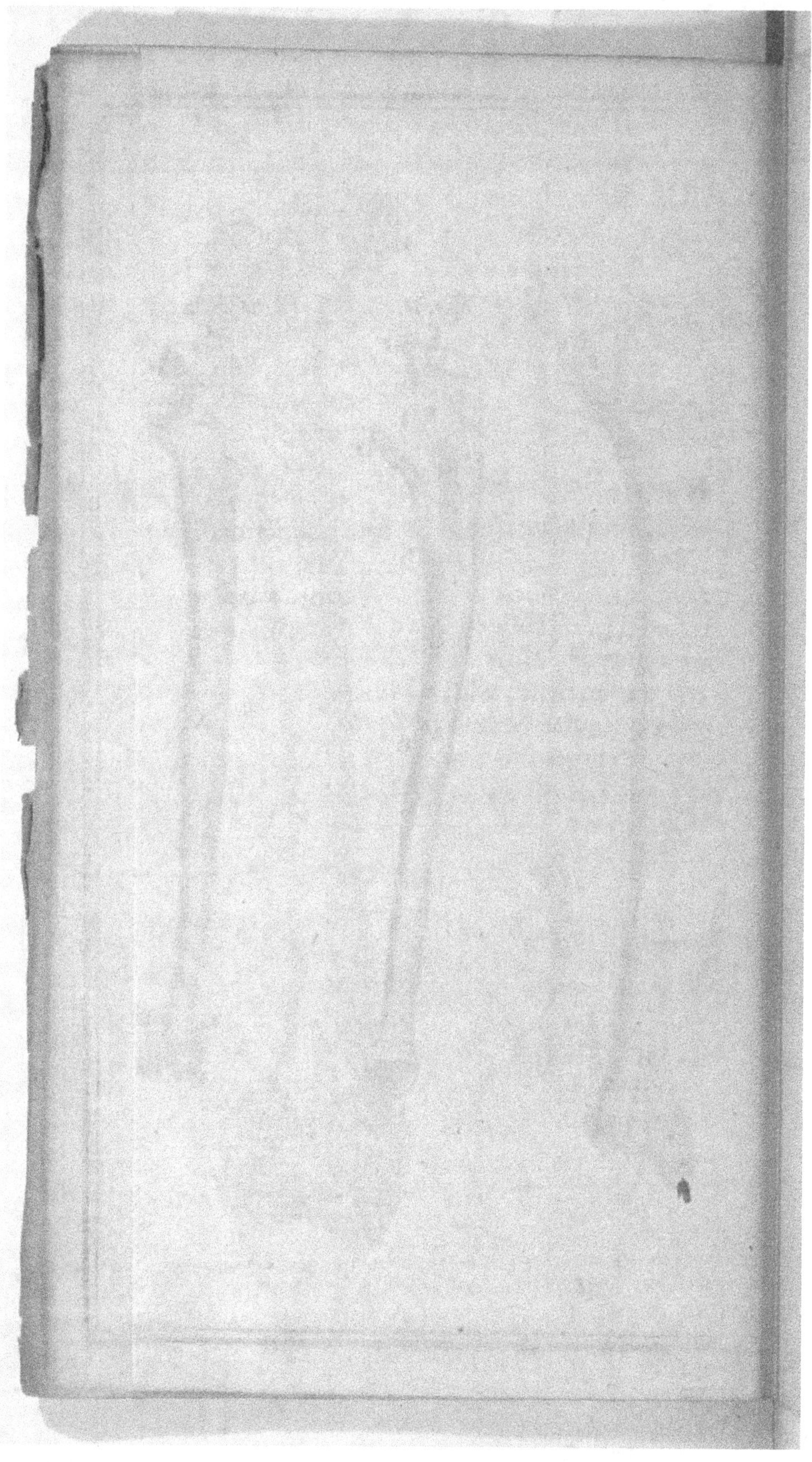

9 782329 229980